Color Diet

Color Diet

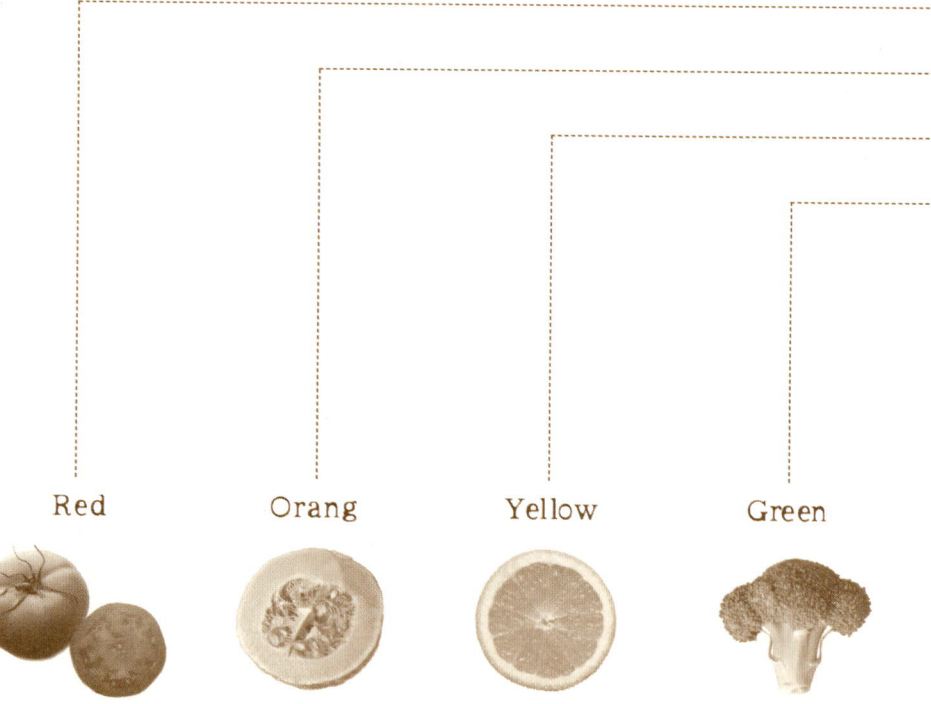

Red   Orang   Yellow   Green

- 예뻐지는 음식
- 면역력과 항암 효과를 높이는 음식
- 피부가 좋아지는 음식
- 혈관과 장을 깨끗하게 하는 음식
- 심장병 예방과 독소를 제거하는 음식
- 노화를 예방하는 음식
- 콜레스테롤을 낮추는 음식

Violet   Black   White

국민 건강주치의
이승남 원장이 제안하는

알록달록
컬러 **다이어트**

이승남(강남베스트클리닉 원장) 지음

가림출판사

추천사

몸짱 열풍이 불면서 신문, 잡지, 텔레비전 등 대중매체에 각종 다이어트 비법들이 넘쳐나고 있다. '다이어트'라는 검색어로 인터넷 검색을 한 번 해보면 수없이 많은 다이어트 정보들이 나타날 것이다. 문제는 이 정보들 중 옥석을 가리기가 매우 어렵다는 데 있다.

국민 건강주치의 이승남 원장이 제안하는 『알록달록 컬러 다이어트』는 바른 다이어트, 건강한 다이어트로 가는 지름길을 제시하고 있다. 사실 부적절한 다이어트로는 체중 조절에 성공하기도 어렵거니와 자칫 건강을 해칠 수 있다. 무리한 방법으로 식사 조절을 할 경우, 우리 몸의 신체 기능을 유지하고 노화를 방지하며 암을 예방하는 여러 영양소가 부족할 수 있기 때문이다.

이 책에서 소개하는 다이어트 방법은 필수 영양소와 항산화물질이 풍부한 컬러푸드를 이용한 것이다. 채소나 과일이 열량이 낮고 포만감을 많이 줄 뿐 아니라, 노화, 동맥경화, 암을 유발하는 활성산소와 발암물질을 제거해준다는 장점을 십분 활용하는 것이다. 따라서 섭취 열량을 소비 열량 이하로 줄이는 전통적인 식사요법에 컬러푸드 다이어트를 병행한다면, 젊고 건강하게 살을 뺄 수 있을 것이다.

주지하다시피 다이어트에는 왕도가 없다. 하지만 이 책에서 소개하는 컬러푸드 다이어트는 날씬한 몸매와 건강을 모두 얻을 수 있는 정도(正道)를 제시하고 있기에 적극 추천하는 바이다.

'KBS 2TV 비타민' 비만주치의
인제대학교 서울백병원 가정의학과 전문의 · 비만연구소 소장 **강재헌** 교수

추천사

다이어트가 유행하는 세상, 가짜 다이어트가 판을 치는 세상에서 『국민 건강주치의 이승남 원장의 알록달록 컬러 다이어트』는 가장 효과적이고 따라하기 쉬우면서도 과학적으로 건강을 고려한 혁신적인 다이어트 프로그램이라 생각된다.

이 책을 따라하면 우리의 목표를 잘 달성할 수 있을 뿐만 아니라, 스트레스 없는 다이어트를 통하여 체중 감량, 체형 변화, 건강한 생활을 더불어 누리게 될 것이다.

이 책의 핵심인 컬러 다이어트는 1단계 변비와 독소를 제거하는 퍼플 다이어트, 2단계 지방분해를 강화하는 옐로 다이어트, 3단계 비타민과 미네랄을 보강하는 레드 다이어트로 구성되어 있다.

지금까지 각종 방송 프로그램과 피트니스 클럽에서 고도 비만인과 연예인을 트레이닝하는 트레이너로 활동하면서 고민했던 내용에 대한 해답을 이 책에서 찾을 수 있었다. 심신을 건강하게 하면서 즐겁게 다이어트를 할 수 있는 핵심 열쇠를 찾게 해 준 이 책을 여러분들에게 강력히 추천한다.

'MBC 팔방미인' 패밀리다이어트
전문 트레이너 **우 지 인**

책 머 리 에

이 세상에는 수많은 다이어트 방법들이 있다. 그렇게 많은 다이어트 방법이 있는데도 불구하고 비만 환자는 점점 더 늘고 있는 추세이다. 오죽하면 세계보건기구가 비만을 질병이라고 규정하였겠는가? 그 이유는 비만이 만병의 근원이기 때문이다. 그렇다면, 거의 칼로리를 섭취하지 않는 단식이나 원 푸드 다이어트가 과연 좋은 다이어트 방법일까? 아니면 탄수화물 섭취를 배제하는 에킨스 다이어트나 덴마크 다이어트가 좋은 방법일까?

이 책은 지금까지 알려진 다이어트 방법들이 아닌 새로운 대안을 제시한 것으로, 다양한 컬러 푸드를 이용한 다이어트 방법과 체형교정을 알리기 위해 출간하게 된 것이다.

작년부터 열풍이 불고 있는 컬러 푸드는 전 세계의 의료인뿐만 아니라 일반인들에게도 건강에 커다란 도움을 주는 아이템으로 자리잡고 있다. 컬러 푸드가 좋은 이유는 제철의 기후를 받고 자라난 채소나 과일은 인간에게 해가 되는 활성산소나 발암물질을 제거해 줄 뿐만 아니라 노화방지에도 일조를 하기 때문이다. 필자가 비만 환자를 진료한 지도 20년 가까이 되었다. 비만 환자나 체형교정을 원하는 환자에게는 자신의 문제를 해결하려는 노력도 필요하지만 그것보다 더 중요한 것은 건강하고 활력있게 사는 것이다. 살을 빼고 체형을 교정했다 하더라도 자신의 건강과 수명에 해가 간다면 이것은 독약을 마시는 것과 마찬가지이다.

  필자의 컬러 푸드를 이용한 다이어트 방법은 다이어트 시에 생기는 스트레스, 스트레스로 인한 활성산소, 다이어트에 의한 영양 불균형 등을 자연에서 생성된 파이토케미컬(Phytochemical : 컬러 푸드의 주요 성분)을 이용하여 젊고, 건강하고, 아름답게 자신의 건강과 몸을 가꾸는 것이다. 빨·주·노·초·보·백·흑의 컬러 푸드를 이용하여 비만과 체형교정에 애쓰시는 여러분에게 도움을 주는 것이 이 책의 목표이다. 물론 운동과 식습관 교정도 꼭 필요한 방법이다.

  비만이 아닌 체형교정을 일반 비만과 같은 방법으로 해결하려고 한다면 자칫 체형뿐만 아니라 건강도 해칠 수 있다. 그러나 컬러 푸드와 부분 체형교정 운동과 마사지를 해준다면 어느 정도 효과를 볼 수 있고, 정도가 심하거나 노력해도 안 될 경우에는 전문가의 도움을 반드시 받아야 한다.

  컬러 푸드를 제철에 제대로 먹고, 본인에게 맞는 운동만 꾸준히 해도 건강 수명을 10년 이상 늘릴 수 있다.

2006년 3월
강남베스트클리닉 원장 **이 승 남**

Color Dite & Shaping
Contents

Part 1_ 컬러 다이어트

:: 컬러 & 다이어트 / 16

컬러 푸드 / 16
왜 컬러인가? / 19
먹는 색이 건강에 더 좋은 이유는? / 23
활성산소란? / 25
식이섬유란? / 29
비타민 C와 콜라겐이란? / 30
비타민과 미네랄이 골고루 필요한 이유는? / 33
다이어트하면 스트레스도 쌓인다? / 36

:: 7가지 컬러 / 40

빨강 - 예뻐지는 음식 / 40
    핵심 푸드 : 토마토, 석류, 사과, 고추
주황 - 면역력과 항암 효과를 높이는 음식 / 47
    핵심 푸드 : 당근, 감, 고구마, 호박

노랑 – 피부가 좋아지는 음식 / 56
　핵심 푸드 : 오렌지, 자몽, 카레, 옥수수

초록 – 혈관과 장을 깨끗하게 하는 음식 / 66
　핵심 푸드 : 브로콜리, 솔잎, 부추, 녹차

보라 – 심장병 예방과 독소를 제거하는 음식 / 77
　핵심 푸드 : 포도, 블루베리, 자두, 가지

검정 – 노화를 예방하는 음식 / 88
　핵심 푸드 : 검은 콩, 검은 깨, 검은 쌀, 메밀

하양 – 콜레스테롤을 낮추는 음식 / 99
　핵심 푸드 : 콩, 흰 야채, 양파, 마늘

:: 컬러 다이어트 / 112

다이어트 원칙 / 112

혼자서 / 128

가족과 함께 / 131

친구와 함께 / 133

청소년기 / 134

튼 살 / 137

술과 비만, 남성과 여성 / 138

호르몬과 다이어트 / 141

요요 없애기 / 145

호호 다이어트 / 147

좋은 습관 & 나쁜 습관 / 150

당 지수 / 152

다이어트 약물 / 155

지방분해술 / 157

메조테라피 / 162
하이드로리포클라시아 & HPL(부분 지방분해술) / 165
카복시 지방분해술 / 168
부분 지방흡입술 / 169

Part2_ 이승남의 LSN 컬러 다이어트 프로그램

:: 비만과 체형의 차이 / 172
다이어트와 쉐이프 / 172

:: 잘못된 체형 / 176
근육형 / 176
부분 지방형 / 178
처진 피부형 / 180
거친 피부형 / 181

:: 유형별 사례와 처방 / 183
얼굴 비만형 / 183
등목 비만형 / 185
어깨 비만형 / 186
팔뚝 비만형 / 189
등살 비만형 / 191
옆구리 비만형 / 193

허리 비만형 / 196
윗배 비만형 / 201
아랫배 비만형 / 204
허벅지 비만형 – 안·밖·뒤 / 209
종아리 비만형 – 안·밖·뒤 / 212
튼 살 치료 / 215

:: 이승남의 LSN 컬러 다이어트 프로그램 / 217

1단계 – 변비와 독소를 제거하는
　　　　퍼플 다이어트 / 218

2단계 – 지방분해를 강화하는
　　　　옐로 다이어트 / 220

3단계 – 비타민과 미네랄을 보강하는
　　　　레드 다이어트 / 221

강화 다이어트 프로그램 / 222

:: 이승남의 LSN 컬러 다이어트 제품 / 224

퍼플 / 225
옐로 / 226
레드 / 228
콜라겐 / 230

:: 부록 ❶ 피부 메조 요법 / 232
　 부록 ❷ 최신 기술들 / 236

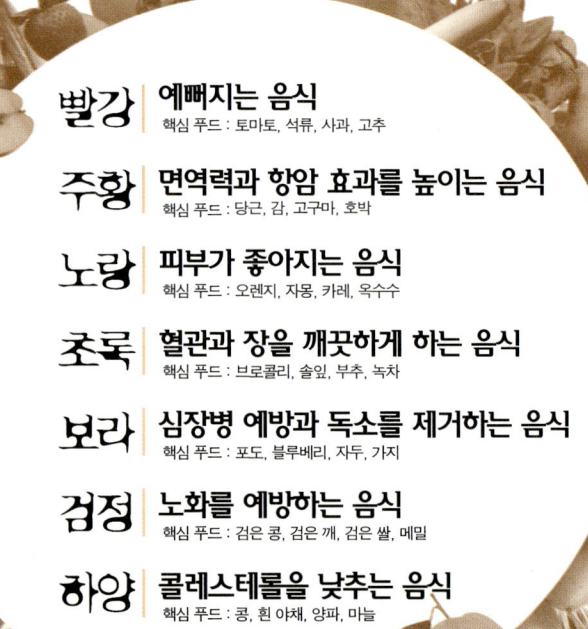

빨강	예뻐지는 음식
	핵심 푸드 : 토마토, 석류, 사과, 고추

주황	면역력과 항암 효과를 높이는 음식
	핵심 푸드 : 당근, 감, 고구마, 호박

노랑	피부가 좋아지는 음식
	핵심 푸드 : 오렌지, 자몽, 카레, 옥수수

초록	혈관과 장을 깨끗하게 하는 음식
	핵심 푸드 : 브로콜리, 솔잎, 부추, 녹차

보라	심장병 예방과 독소를 제거하는 음식
	핵심 푸드 : 포도, 블루베리, 자두, 가지

검정	노화를 예방하는 음식
	핵심 푸드 : 검은 콩, 검은 깨, 검은 쌀, 메밀

하양	콜레스테롤을 낮추는 음식
	핵심 푸드 : 콩, 흰 야채, 양파, 마늘

Part_1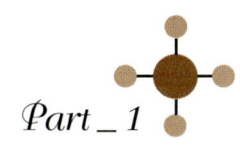

컬러 다이어트

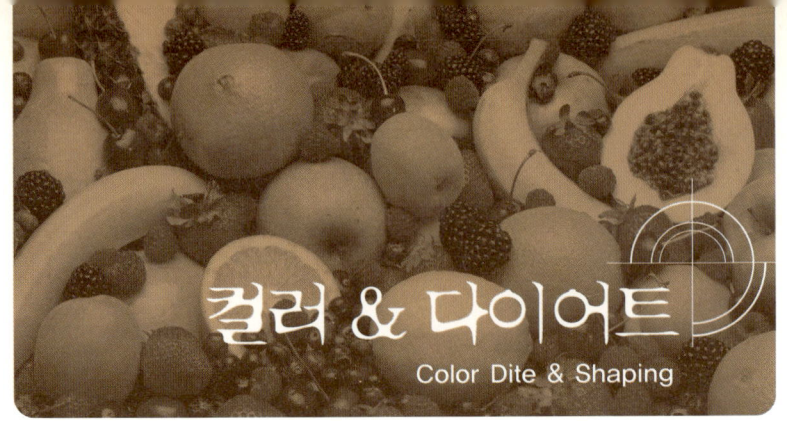

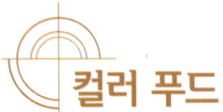 컬러 푸드

　어느 순간 웰빙(well-being)이란 단어가 등장하더니 어느덧 트렌드를 넘어서 삶의 조건으로 자리매김했다. 잘 지낸다는 것, 즉 건강하고 유쾌하며 행복하게 잘 사는 것이 우리 삶에서 무엇보다 중요해졌다. '다 먹고 살자고 하는 일이지'라는 속담을 이제 '다 잘 살자고 하는 일이지'로 바꾸어야 할 만큼 배불리 먹는 것보다 무엇을 먹고 어떻게 지내는가가 더 중요한 시대가 된 것이다.
　시대의 화두가 웰빙인 만큼 수많은 웰빙 건강법들이 소개되고 또 많은 이들을 현혹하고 있다. 모두가 관심을 갖는 웰빙인 만큼 그와 관련된 상품들도 부지기수다. 그러나 조금만 관심을 갖는다면 주변에서 늘 접하던 것들만으로도 얼마든지 웰빙을 할 수 있다. 그 중에 하나가 바로 형형색색의 먹을거리다. '보기 좋은 떡이 맛도 좋다'는 옛 선현들의 말씀은 결코 빈말이 아닌 바, 이왕이면 때깔 고운 음식들이 건강에도 명백하게 더 좋다.

인간이 만든 물건은 보기 좋으라고, 사용하기 편리하라고 색을 칠하지만 자연의 색은 동물이든 식물이든 생존과 연관되어 있다. 똑같이 극한지방에 사는데 북극곰의 몸은 온통 흰 털로 덮여 있고, 펭귄의 몸은 검은 털로 덮여 있다. 곰은 힘이 센 대신 동작이 느려 먹이를 얻으려면 자신을 위장해야 하니 빙하의 색인 흰색으로 온몸을 뒤덮은 것이고, 펭귄은 위장에는 불리하지만 햇볕을 효과적으로 흡수하기 위해 검은색을 택한 것이다.

별 생각 없이 먹는 야채나 과일이 가진 저마다의 색 또한 마찬가지이다. 자연환경 속에서 자기방어를 위해 만들어낸 화학물질인

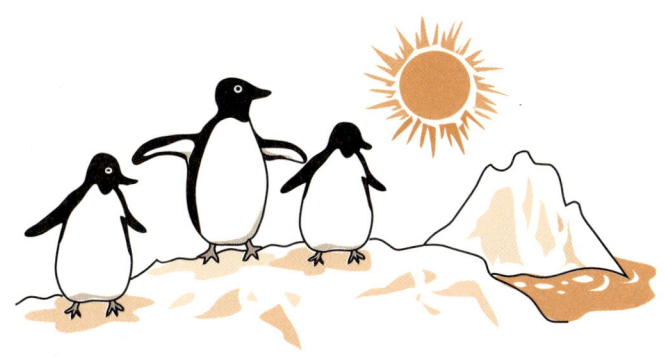

파이토케미컬(Phytochemical, 식물성 화학물질)이 바로 독특한 나름의 색들이다. 결국 색 덕분에 때깔 고운 야채나 과일들을 먹기만 해도 항암 효과와 노화방지, 심장병 예방 등에 톡톡한 도움을 얻을 수 있다.

형형색색을 먹는 것, 즉 식품을 통해 파이토케미컬을 섭취해야만 건강에 이로운 것이 아니다. 바라보기만 해도, 주변에 그 색이 있기만 해도 건강에 아주 유익하다.

필자는 토마토를 아주 좋아한다. 특히 빨갛게 잘 익은 토마토를 좋아하는데, 맛도 맛이려니와 영양도 풍부하기 때문이다. 토마토의 빨간색에는 베타카로틴과 리코펜 성분이 많다. 베타카로틴은 체내에서 비타민 A로 바뀌어 항산화 작용을 하는 것은 물론 폐와 기관지 점막을 보호하고 상처 난 점막을 재생시켜 폐암 등을 예방한다. 리코펜은 담배의 발암 작용을 차단해 흡연자에게는 더없이 좋다. 게다가 빨간색 자체는 혈액순환을 도와 손발이 차거나 혈압이 낮은 사람에게 좋다.

비단 붉은색뿐이랴. 바나나(숙면 효과)나 콩(유방암 예방), 흰색 양배추와 컬리플라워(위암 예방), 초록색 브로콜리(헬리코박터 파이로리균 억제)와 키위(백내장 예방) 등 색깔에 따라 효능도 가지가지다. 빨·주·노·초·파·남·보 무지개색 모두 건강에는 이롭다. 그러니 점잖고 세련되어 보인다는 블랙&화이트의 무채색에서 벗어나 식탁이며 옷 등 주변을 무지개색으로 꾸민다면 삶도 유쾌해지고 건강도 지킬 수 있다. 다만, 파란색과 남색 먹을거리는 찾기 어려우니 이 책에서는 빨·주·노·초·파·남·보를 살짝 변형해 빨·주·노·초·보·흑·백 식품의 효과를 소개하려고 한다.

형형색색의 효과를 알아보기 전에 우선 자연이 식물에게 선사한 색들이 어떻게 우리의 건강에 도움을 주고 멋진 몸매까지 이끌어내는지 배경지식을 살짝 공부하고 넘어가자.

왜 컬러인가?

8세의 나이에 대학에 합격한 과학 영재 송유근 군의 방은 온통 파란색이라고 한다. 송유근 군의 부모가 미리 알고 파란색 방을 만들어주었는지는 알 수 없으나 마음을 안정시키고 집중력을 높여주는 색이 바로 파란색이다.

파란색은 신경안정제 역할을 해 불면증 환자를 쉽게 잠들게 하고, 또 눈을 덜 깜박이게 한다. 불면증이 있는 이들은 붉은색 이불에서는 좀처럼 잠을 이루지 못하지만 푸른색 이불을 덮거나 안경을 쓰면 쉽게 잠이 들곤 하는 것도 그 때문이다. 그리고 해열 작용도 있으므로 감기나 열 때문에 깊이 잠들지 못 하고 자꾸만 뒤척일 때는 하늘색 잠옷을 입고 잠자리에 들어보자. 시원한 파도를 연상시키는 파란색은 화상으로 인한 통증에 진정 효과가 있으며 지혈 작용, 그리고 혈압을 낮추는 데도 도움이 된다.

초록색 역시 안정감을 주고 눈의 피로를 덜어주는 색이다. 칠판이 짙은 녹색인 것도, 눈이 피곤할 때 초록색을 지긋이 바라보라는 것도 모두 같은 이치이다. 눈의 피로뿐만 아니라 몸의 피로회복 효과도 있으므로 피곤에 지쳤거나 피로가 쌓여 감기 기운이 있을 때 이불이나 베개를 녹색으로 바꾸고 한숨 푹 자고 일어난다면 도움이 될 것이다. 초록색이 혈액순환을 원활하게 하고 근육의 긴장을 풀어주기 때문이다. 따라서 피로회복은 물론 혈액순환이 안 돼 살이 찐 사람들에게도 도움이 된다. 초록색의 상쾌한 느낌은 살균 효과도 갖고 있어, 초록색 계열의 민트향 치약으로 양치를 하면 충치예방을 기대해 볼 수 있다. 또 혈액순환에도 도움이 되므로 혈압이 높거나 평소 혈액순환이 안 돼 손발이 저린 사람이라면 가방이나 지갑 등 항상 갖고 다니는 것을 초록색으로 바꿔도 좋을 것이다.

보라색은 긴장을 풀어주는 색이다. 또 염증과 통증을 억제하는 작용을 한다. 기침이나 치통 등 통증이 심할 때 병원까지 가는 동안 보라색 손수건으로 통증부위를 눌러주면 도움이 될 것이다. 보라색 역시 스트레스를 푸는 데 좋으며 혈압을 낮추는 데도 도움이 되는 색이다. 보라색 침구류나 옷, 소품을 이용하는 것도 좋지만 색을 연상하며 천천히 심호흡하는 것도 같은 효과를 볼 수 있다. 이처럼 파란색, 초록색, 보라색 등 푸른색 계열은 모두 마음을 안정시키고 긴장을 해소시켜 다이어트에 도움이 된다. 게다가 식욕감소 효과까지 있다.

반면 소화 기능이 떨어진 사람이라면 빨간색과 노란색을 적극 활용하는 것이 좋다. 빨간색은 소화·흡수 작용을 높이고 노란색은 식욕을 돋우고 소화기의 움직임을 촉진하는데 특히 위염에 효과가 좋다. 그러므로 식탁보를 빨간색이나 노란색 계열로 깐다거나 빛깔 고운 빨간 사과와 노란 파프리카 등 색을 지닌 야채와 과일을 이용한다면 소화기 장애에 도움이 될 수 있다.

노란색은 장운동을 활발하게 하는 데 도움을 주므로 변비에도 도움이 된다. 재미있게도 노란색은 각성 작용을 하기도 한다. 자명종을 노란색으로 바꾼다면 아침에 잠이 번쩍 깨지 않을까.

붉은색은 몸을 따뜻하게 만들어 주므로 감기나 냉방병에도 효과적이다. 빨간색이나 분홍색, 주황색, 베이지색 등을 몸에 걸치면 온열 효과가 있다. 하지만 열이 있는 경우 진한 빨간색은 오히려 피하는 것이 좋다. 푸른색 계열과는 반대로 붉은색 계열은 혈압상승 작용이 있으므로 저혈압이라면 붉은 옷을 즐겨 입으라고 권하고 싶다.

주황색은 음주를 억제하는 효과가 있다. 문제는 보통 술잔은 대개 투명한 유리잔이라는 점, 술을 너무 많이 마셔 문제가 되는 사람은 전용 잔을 들고 다니는 것은 어떨까? 재미있는 것은 주황색 잔이 술은 덜 마시게 하지만 칼슘, 비타민 C의 흡수는 돕는다는 것이다. 기왕이면 우유나 오렌지주스를 주황색 잔에 따라 마셔보자. 주스에서 느껴지는 상큼함이 한층 더할 것이다. 그리고 애주가에게는 컵을 주황색으로 바꾸라고 권하고 싶다.

이처럼 평소에 무심히 지나치는 주변의 색들이 우리의 심리에 영향을 미쳐 집중력을 높이지게 하고 마음도 안정시키는 것이다. 색만 잘 이용해도 심신의 건강을 한꺼번에 얻을 수 있는 셈이다. 그런데 왜 굳이 컬러푸드(color food)일까? 송유근 군의 방처럼 가정이나 사무환경을 꾸밀 수도 있고 옷을 맞춰 입어도 될 텐데 말이다. 이유는 바로 과일과 야채의 색에 따라 다른 영양 성분이 골고루 들어있으며 건강 효과 역시 다르기 때문이다.

먹는 색이 건강에 더 좋은 이유는?

영국 왕립학회에서 발행하는 전문지 '바이올로지 레터스'에 과일의 색과 영양 성분의 관계에 대한 연구결과가 실린 적이 있다. 독일 알베르트 루트비히 대학의 힌리히 섀퍼와 오스트리아 과학아카데미의 베로니카 슈미트가 남미 베네수엘라 열대우림에서 야생으로 자라는 서로 다른 과일 45종을 조사했더니, 노란색 과일은 단백질 함량이 높고 당 함량이 낮은 반면 파란색 과일은 단백질 함량이 낮고 당 함량이 높은 것으로 밝혀졌다. 또 하얀색 과일은 단백질이나 당 함량이 중간 정도인 것으로, 빨간색 및 검은색 과일은 영양 성분과 특별한 관련성이 없는 것으로 드러났다.

공작이 화려한 꽁지깃으로 짝짓기를 하듯 과일 역시 진한 색으로 영양 성분을 광고해 새나 동물을 유인하고 이를 통해 씨를 퍼뜨린다. 그런데 이 색이 만들어지는 과정이 재미있다. 인간에게 암을 유발하기도 하는 자외선은 식물에게도 해롭기는 마찬가지이다. 인간은 자외선을 피하기 위해 모자를 쓰고 옷으로 가리며 자외선 차단제를 피부에 바르지만, 식물은 스스로 자외선을 견뎌내기 위해 천연색소를 분비한다. 색소만 만들어내는 것은 아니다. 수많은 곤충들을 피하기 위해 특수한 향을 분비하기도 한다. 그 외에도 세균이나 다른 환경적 스트레스에 맞서기 위해 수많은 물질을 스스로 만들어낸다. 이것이 바로 식물 스스로 분비한 화학물질인 파이토케미컬이다. 사과와 당근, 토마토의 차이도 바로 이 파이토케미컬의 차이이다. 당근과 토마토는 붉은색 계열의 야채이며 카로티노이드란 붉은 색소를 갖고 있다는 공통점이 있지만, 당근은 카로티노이드 중 베타카로틴이 더 많고 토마토는 리코펜이 더 많다. 그래서 당근은 시력 보호와 피부미용에 더 효과적이며 토마토는 폐암과 전립선암 예방에 탁월한 도움이 된다. 수많은 종류의 파이토케미컬이 각기 다른 수와 비율로 섞여있기 때문이다. 결국 야채나 과일의 맛과 향은 파이토케미컬의 차이에서 온다고 해도 과언이 아니다.

중요한 것은 이 파이토케미컬이 식물의 자연치유력에서 만들어졌다는 점이다. 동물이나 식물들이 야생상태에서 다치게 되면 인간들과 달리 의사가 없기 때문에 자기 나름대로의 치료법을 갖고 있다. 이것을 자연치유력이라고 부르는데, 우리 인간도 원시시대에는 자연치유력이 동식물과 거의 같았으나, 문명이 발달함에 따라 인스턴트식품, 각종 식품 속의 화합물·공해·스트레스·방사선·자외선·비만·기름진 식품 등으로 인하여 예전에 비해 매우 많이 저하된 상태이다. 그러므로 식물이 내재한 자연치유력을 그대로 얻을 수 있는 것이 바로 컬러 푸드의 힘이다.

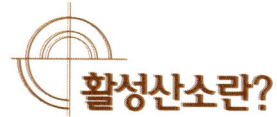

활성산소란?

활성산소는 요리를 할 때 반드시 생기고야 마는 일종의 음식물 쓰레기와 같은 것으로 누구나 몸에 지니고 있다. 살아가는 데 반드시 필요한 것이 바로 에너지로 우리 몸은 섭취한 음식과 산소를 이용해 에너지를 생성한다. 이때 필연적으로 생기는 것이 바로 활성산소이다.

우리 몸 속으로 들어온 산소가 100이라고 가정할 때 75%는 에너지 생성과정에서 모두 소모되고 나머지 25%가 활성산소가 된다. 그 중 20%는 인체에 있는 활성산소 제거효소나 두 종류의 단백질(셀룰로플라즈민과 페리틴), 비타민 A·C·E 등에 의해서 제거되고 나머지 5%는 인체에 침투한 바이러스나 박테리아를 죽이는 데 사용된다.

문제는 활성산소가 일정수준 이상이 되면 병이 된다는 것이다. 상처소독에 쓰이는 과산화수소수는 소독을 하면서 기포를 만들어내는데 이 기포가 바로 활성산소이다. 상처부위에 지나치게 많은 양의 과산화수소수를 사용하면 소독은 잘 되지만 상처부위는 너무 많은 자극을 받아 다른 부작용을 일으킬 수 있다. 활성산소 역시 마찬가지이다. 5% 이상의 찌꺼기가 남을 경우에는 남은 활성산소가 몸속을 돌아다니면서 세포나 세포막, DNA 등에 손상을 주어 우리 몸에 각종 질병을 일으키게 된다.

지난해 KBS의 '생로병사의 비밀'에서도 방송했듯이, 의학계에서는 인체 질병의 약 90%가 활성산소와 관계된 것으로 보고 있다. 췌장의 베타세포에 해를 끼치면 당뇨병을 일으키고, 다른 장기의 세포나 DNA를 변형시켜 암도 일으킬 수 있다. 매끈매끈한 혈관 벽을 거칠게 만들어 심혈관 질환을 유발하기도 한다. 거친 혈관 벽에는 지방이 쌓이기 쉽고, 지방이 쌓인 혈관 벽이 점차 두꺼워짐에 따라 탄력을 잃어 고혈압과 동맥경화증을 일으키는데 이는 협심증이나 심근경색, 또는 뇌졸중으로 발전할 수 있다.

현대인이 가장 경계하는 노화의 주범도 바로 활성산소이다. 즉 공기나 물 속에 오랫동안 노출된 못이나 쇠파이프가 녹슬거나, 깎아 놓은 사과나 배가 갈색으로 변하거나, 튀긴 기름을 여러 번 사용하면 산화되듯이, 우리 몸도 활성산소에 의해 산화되어 결국은 녹이 슬고 질병이 생기면서 노화가 되는 것이다.

스트레스나 술, 담배, 자외선, 전자파, 대기오염 물질, 혈액순환 장애 등이 활성산소 발생의 주원인이 된다. 과식도 활성산소를 불러일으키는데, 필요 이상으로 많은 음식물을 처리하고 남는 칼로리를 보관하기 위해서는 더욱더 많은 산소가 필요하기 때문이다. 소식을 하는 사람이 장수하거나 노화가 더디게 진행되는 것은 바로 활성산소가 덜 발생하기 때문이다.

따라서 질병과 노화를 막으려면 과도한 활성산소를 제거하는 것이 중요하다. 다행히도 우리 몸에서는 활성산소를 제거하는 효소들이 존재한다. 수퍼옥사이드디스뮤타제(SOD), 카탈라제, 셀룰로플라즈민, 페리틴 등과 항산화 비타민으로 알려진 비타민 A · C · E가 대표적이다.

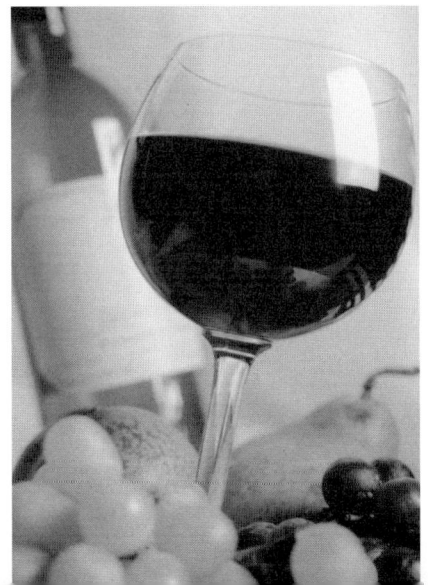

그런데 비타민은 우리 몸에서 생성이 되지 않기 때문에 외부에서 음식이나 정제된 상태로 섭취해야 한다. 그래서 비타민이 풍부한 야

채와 과일 섭취가 중요하다. 특히 비타민 A·C·E는 색깔이 진한 컬러 푸드일수록 많이 함유하고 있고 항산화 기능 또한 더욱 뛰어나다. 게다가 식물이나 과일들이 지니고 있는 천연상태로 섭취할 경우 다른 항산화 물질도 같이 섭취되기 때문에 상호보완 작용을 하여 더욱 큰 효과를 얻을 수 있다. 비타민뿐만 아니라 컬러 푸드 속에 들어있는 식물성 화학물질들은 아주 뛰어난 항산화 물질이며, 항암 작용까지 지니고 있다. 가장 널리 알려진 것이 바로 적포도주인데 적포도주는 포도껍질과 포도열매, 포도씨 속에 있는 안토시아닌이라는 물질이 항산화 효과와 혈관을 깨끗하게 해주는 효과를 지니고 있다. 덕분에 프랑스인들은 기름진 육류와 소시지 등이 주식임에도 불구하고 심장병은 적다는 '프렌치 패러독스'의 비결을 갖게 되었다. 식물성 화학물질인 안토시아닌이 혈관의 내벽을 녹슬게 하고 동맥경화를 일으키는 활성산소를 제거한 덕분이다.

이처럼 건강과 미용의 최대의 적인 활성산소를 제거하는 데 가장 자연스럽고 좋은 것이 바로 식물들이 지닌 색깔 속에 숨어있는 물질들이다. 각각의 컬러에 따라 조금씩 다른 작용을 하지만 근본적으로 항산화 작용은 다 지니고 있다.

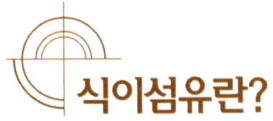
식이섬유란?

컬러 푸드가 건강에 이로운 식품이라는 것은 알겠는데 그렇다면 다이어트와는 과연 무슨 관계가 있단 말인가? 비밀은 컬러 푸드들이 바로 식물, 즉 야채와 과일이라는 데 있다. 식물들은 다양한 식물성 화학물질 외에도 우리가 흔히 알고 있는 비타민과 식이섬유를 포함하고 있다.

우선 식이섬유가 다이어트에 도움이 된다는 것은 누구나 알 것이다. 식이섬유는 포만감을 주어 다른 음식을 덜 먹게 한다. 게다가 섭취한 음식에 들어있는 지방과 탄수화물의 흡수를 저해해 비만을 예방하고 치료하는 데 도움이 된다.

뿐만 아니라 물에 잘 녹는 수용성 식이섬유는 쓸개에서 배출되는 담즙의 재흡수를 방해하여 담즙으로 나오는 지방질과 간의 독소를 대변으로 배설시키기 때문에 간에서 콜레스테롤 합성도 억제해 지방간도 줄여주고 다이어트에도 커다란 도움을 준다. 즉 콜레스테롤 합성을 저해하기 때문에 혈액 속의 콜레스테롤 양도 떨어지고, 체내 지방 함량도 떨어지게 되어 체지방을 감소시키는 역할을 하게 되는 것이다.

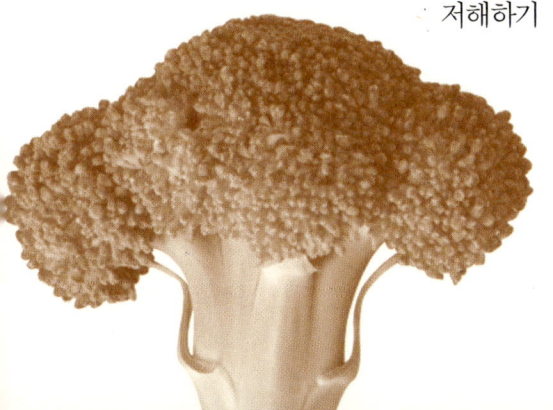

삼척동자도 알고 있듯 식이섬유는 변비에도 탁월하다. 장 속에서 대변을 내보낼 수 있도록 부피를 늘려주고, 또한 수분을 끌어당겨 변을 부드럽게 만들어 주기 때문에 우리 몸의 노폐물과 유해물질, 발암물질을 청소하고 씻어내리려면 식이섬유가 꼭 필요하다. 또한 장 속에 있는 우리 몸에 이로운 유산균의 먹이가 되어 장 내 나쁜 독소를 없애주고, 대변을 쉽게 밖으로 배출시켜 대장암을 예방해 주고, 대장용종의 발생을 막아준다.

반대로 몸 속에 식이섬유가 너무 적게 되면, 변비, 두통, 소화불량, 대장암, 복부비만, 성인병 등을 일으키게 되어 생명을 단축하는 지름길이 되는 것이다. 따라서 우리는 매일 일정량의 식이섬유를 꼭 보충해야 하는데, 미국의 국립암연구소와 성인병 예방학회에서는 암과 성인병을 예방하기 위해서는 매일매일 하루에 5가지 다른 야채와 과일을 하루 5번은 먹도록 권유하고 있다.

비타민 C와 콜라겐이란?

비단 식이섬유뿐인가. 야채와 과일에는 비타민 또한 풍부하다. 이 역시 삼척동자도 아는 사실이다. 그러나 다이어트 시 비타민 섭취가 아주 중요하다는 것은 의외로 많은 이들이 간과하고 있다.

보통 다이어트를 하게 되면 체중이 주는 대신 부작용이 나타난다. 피부가 까칠해지고 주름이 늘기도 하며 늘어진 뱃살, 폭식증, 거식증, 심지어 여성에게서도 탈모현상이 나타난다. 무리한 칼로리 감량과 영양소 특히 비타민의 결핍 탓이다. 비타민은 체내에서 합성되지 않기 때문에 반드시 식품으로 섭취해야 하는데, 체중 감량을 위해 식사량을 줄이다보면 비타민 섭취량도 줄어들기 때문이다. 특히 모든 과일과 야채에 공통적으로 풍부한 비타민 C 섭취가 아주 중요하다.

다이어트 중에 비타민 C는 평소보다 더욱 신경 써서 섭취해야 한다. 다이어트는 비만에서 벗어나기 위해 자신의 몸에 제한을 가하는 일종의 스트레스인데, 스트레스를 받으면 비타민 C가 파괴되므로 다이어트 중에는 특히 부족하기 쉽다. 게다가 살이 빠지는 만큼 피부가 늘어지게 마련인데, 늘어진 피부를 탄력 있게 만드는 콜라겐(Collagen)을 합성하는 데 꼭 필요한 것 또한 비타민 C이다.

콜라겐하면 보통 '주름'이나 '미용'을 떠올리는 사람들이 많다. 먹는 콜라겐이나 바르는 콜라겐, 성형수술에 쓰이는 콜라겐 등 주위에서 듣게 되는 콜라겐이 모두 미용이나 성형과 관계되기 때문이다. 피부는 늘 보고 만지는 표피와 그 속에 있는 진피로 나뉘는데, 표피와 진피를 연결하는 것이 바로 콜라겐이며 진피의 75%를 차지하는 것도 바로 콜라겐이다. 그런데 20대 후반쯤 되면 콜라겐을 만들어내는 섬유 세포가 노화하면서 콜라겐이 점차 줄어들게 된다. 그래서 주름이 생기고 피부가 거칠어지는 것이다.

그런데 콜라겐은 피부에만 중요한 것이 아니라, 단백질의 일종으로 신체건강을 지탱하고 유지시키는 매우 중요한 구성요소이다. 사람 체중의 16%가 단백질인데 이 중 약 1/3이 콜라겐으로 이루어져 있다. 콜라겐은 콘드로이친과 엘라스틴이라는 물질로 이루어졌는데, 우리 몸의 연골은 86%가 콜라겐의 콘드로이친이란 점만 보아도 콜라겐이 얼마나 중요한지 알 수 있다. 콘드로이친은 연골 세포 생성과 관절, 신경 계통의 골 세포, 근섬유 세포 등의 생성과 피부와 연골의 연결, 인체 면역 기능 부활 및 증강 역할을 담당한다. 그리고 엘라스틴은 피부를 촉촉하게 하고 탄력성을 유지시키는 역할을 한다. 이처럼 콜라겐은 때로는 풀처럼 세포와 세포 사이를 단단하게 연결하고 때로는 관절과 피부 사이, 피부와 피부 사이의 쿠션 역할을 해 탄력을 유지 시킨다.

그런데 콜라겐만 섭취해서는 좀처

럼 흡수가 안 된다. 비타민 C와 함께 섭취해야만 흡수가 되며, 비타민 C 자체가 콜라겐의 원료가 되기도 한다. 흔히들 예뻐지려면 비타민 C를 많이 먹어야 한다고 말하는 것도 바로 이 때문이다.

비타민 C는 또한 두뇌나 신경에서 전달되는 물질의 합성에 필요하며 철분의 흡수, 면역 기능, 상처회복 등의 꼭 필요한 물질이라서 부족하게 되면 모세혈관이 쉽게 파열되고 잇몸 등에서 출혈도 잘 생긴다. 또한 빈혈, 면역 기능 감소, 고지혈증, 상처회복의 지연 등 갖가지 결핍증상이 나타난다.

흡연자나 술을 즐기는 사람이라면 더더욱 비타민 C 섭취에 신경을 써야 한다. 담배 한 개비는 약 25mg의 비타민 C를 파괴하기 때문에 담배 세 개비만 펴도 하루 필요한 비타민 C가 날아가는 셈이며, 음주 또한 비타민 C의 흡수율과 혈청 내 비타민 C 농도를 낮춘다.

비타민과 미네랄이 골고루 필요한 이유는?

다이어트의 기본은 소비되는 칼로리보다 섭취하는 칼로리가 적도록 하는 것이다. 그러나 먹는 양을 줄이면 우리 몸에 꼭 필요하지만 합성되지는 않는 각종 비타민과 미네랄이 부족할 수밖에 없다. 비타민은 수용성 비타민인 B군과 지용성 비타민인 A·D·E·K가 있는데 이들 중 한 가지라도 부족하게 되면 결핍증으로 인해, 피부도 나빠지고 주름살도 늘게 된다. 또한 부족한 비타민을 보충하기 위하여 자기도 모르는 새 폭식을 하게 되고 심지어는 여성에게서도 탈모가 나타나기도 한다. 도대체 비타민과 미네랄이 어떤 역할을 하기에 이런 증상이 나타나는 것일까?

비타민 B_2는 지방이 산화되어 에너지를 발생하기 위해 타버릴 때 꼭 필요한 효소이기 때문에 체지방을 줄여야 하는 다이어트에는 반드시 필요하다. 또한 근력 운동 후 근육통을 유발하는 피로물질인 젖산을 처리해 피로회복에 도움을 준다. 비타민 B_2가 부족할 경우 지루성 피부염이나 다른 피부염, 결막염, 구순염, 백내장 등이 생길 수 있다.

비타민 B_6은 아미노산 및 지방의 대사에 필요하므로, 이것이 모자랄 경우에는 **피부**가 거칠어지거나, 만성피로에 시달릴 수 있다. 즉 비타민 B_2, B_6은 다이어트 시 부족하게 되면 피부를 노화시키거나 거칠게 하는 원인이 되므로 꼭 보충하는 것이 중요하다.

비타민 A(식물에서는 카로티노이드, 동물에서는 레티놀)는 뒤에서 거듭 언급되겠지만 강력한 항산화제로 활성산소를 제거하고 면역세포의 수를 증가시켜 발암물질을 억제한다. 또한 눈의 각막, 소화기·입·호흡기의 점막을 보호하며 위에서 질산염이 아질산염으로 전환되는 것을 막아 위암 예방에도 도움을 준다.

비타민 D는 칼슘 흡수를 돕고 인슐린의 분비과정에도 관여한다. 자외선을 보면 저절로 만들어지므로 특별히 섭취에 신경 쓰지 않아도 된다.

비타민 E는 비타민 C와 더불어 대표적인 항산화 비타민으로 꼽히는 것으로 보통 토코페롤이라 불린다. 노화와 치매를 방지하고 피부에 탄력을 준다. 혈전을 없애는 작용도 있어 혈관 내 노폐물이 쌓이지 않게 해준다. 그래서 심장 질환 예방에도 도움이 된다.

비타민 K는 특정 단백질과 혈액응고에 관여하는 것으로 부족하면 지혈이 되지 않는다.

미네랄 중 가장 중요한 것은 뼈를 만드는 데 필요한 칼슘, 빈혈을 예방하는 철분 등이다. 미네랄은 야채나 과일보다 해초류에 풍부하다. 따라서 건강한 다이어트를 위해서는 해초류 즉 미역, 다시마, 김, 파래 등을 매일 조금씩 섭취하는 것이 필요하다. 다만, 해초류는 소금기가 많으

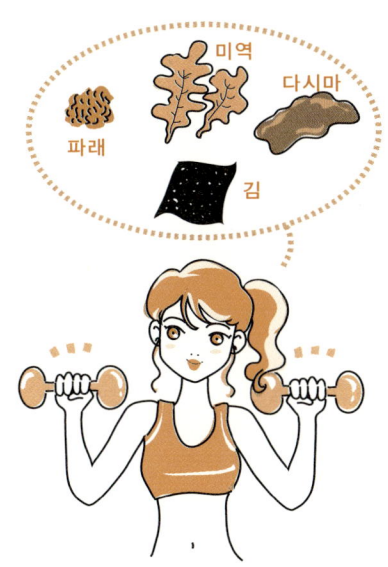
파래 / 미역 / 다시마 / 김

므로 짜게 먹을 경우에는 우리 몸에 수분을 붙잡아 두어서 몸이 붓기 쉽다. 따라서 요리할 때에는 음식의 간을 싱겁게 하는 것이 다이어트의 비결 중 하나이다.

비타민이나 미네랄이 부족하게 되면 마치 윤활유가 부족한 자동차가 엔진이 과열되어 급기야 고장이 나듯 우리 몸도 과부하되고 만다. 따라서 이를 보충하기 위해서는 하루에 한 번씩 비타민 정제를 복용하거나 과일이나 야채를 골고루 식사 때마다 섭취하는 것이 중요하다.

거듭 강조하지만 건강한 다이어트란 모든 영양소를 골고루 갖춘 균형 잡힌 식단과 그 식단을 보충하는 비타민과 미네랄이 함께 섭취될 때에만 이루어질 수 있다.

다이어트하면 스트레스도 쌓인다?

기왕 섭취해야 할 영양 성분이라면 더 맛있고 먹기 좋은 것으로 먹어야 먹는 즐거움 또한 더해진다. 과일과 야채를 아삭아삭 씹다 보면 맛도 맛이려니와 스트레스 또한 절로 날릴 수 있다. 다이어트 중에는 스트레스를 줄이는 것이 가장 중요한데 사실 다이어트 자체가 몸에는 굉장한 스트레스를 준다.

비만한 몸은 결코 건강에 이롭지는 않지만, 몸은 나름대로 비만인 그 상태로 평형을 유지하려고 한다. 살을 빼기 위한 노력은 그 평형 상태를 깨는 것이기 때문에 몸 자체에 피할 수 없는, 일종의 스트레스가 가해진다. 즉 다이어트를 한다는 것은 누구에게나 자신의 몸에 스트레스를 주는 것이므로 몸을 질병상태로 만드는 환경을 제공하는 것과 같다.

따라서 건강한 다이어트를 위해서는 이 스트레스에 적절히 대응해야 한다. 스트레스 자체는 활성산소를 일으키는 큰 원인이 된다. 자가 스트레스는 비타민C를 파괴하기 때문에 몸 속의 백혈구가 필요로 하는 비타민C를 줄게 하여 면역력을 떨어뜨리고 다른 질병도 잘 생기게 한다.

몸 속에서 부족한 비타민 C는 피부의 콜라겐 합성을 저하시켜 피부의 탄력을 잃게 만든다. 따라서 다이어트를 하면서 스트레스를 제대로 풀지 못한다면 살은 빠졌지만 나이 들어 보이거나 오히려 건강을 해치게 된다. 스트레스가 많이 쌓일 경우에는 면역력이 많이 떨어지게 되어 일반인들도 익히 알고 있듯이 바로 암을 만드는 원인이 될 수도 있다.

인체는 자신의 머릿속과 몸에서 기억하고 있는 그 상태를 유지하려고 하는 항상성 때문에 그 균형이 깨지게 되면 어느 정도의 시간이 지나서 다시 원래의 상태로 돌아가기 위해 노력한다. 그것이 바로 끊임없는 다이어트의 악순환을 부르는 요요현상이다. 다이어트를 하는 사람이라면 누구나 두려워하는 이 요요현상의 또다른 원인도 바로 스트레스 때문인 것이다.

컬러 다이어트는 우리 몸이 다이어트 시에 받는 스트레스를 식물 고유의 색이 지닌 영양 성분 비타민 C를 보충해 신진대사를 활발하게 하고 피로를 회복시켜 준다. 그래서 몸에 대한 스트레스를 줄이며 몸이 다이어트에 대한 대처를 잘 할 수 있도록 도와준다.

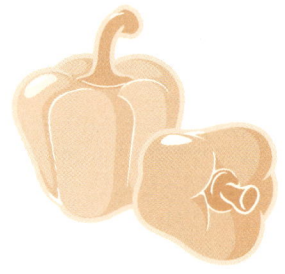

다이어트와 돌연사

우리 시대에 개그계의 한 축을 담당하던 김형곤씨가 젊은 나이에 돌연사로 사망하여 많은 사람들을 안타깝게 만들었다. 심한 고도비만 때문에 무려 30kg 가까이 몸무게를 감량하고 날씬해진 몸으로 의욕적으로 일을 하며 지속적인 운동으로 그 몸매를 유지하고 건강을 도모하려 하였다. 돌연사가 갑자기 몸무게를 뺐기 때문에 생겼을까? 아니면 옛날의 비만했던 몸 때문에 돌연사가 나타났을까?

김형곤씨의 경우에는 꾸준한 운동과 식이요법으로 몸무게를 잘 줄여왔지만, 비만 시에 생겼던 혈관 벽의 동맥경화증이나 산화가 된 혈관 벽은 아주 없어진 것이 아니다. 비만 환자의 경우 혈관 속의 지질이 높아지고, 특히 김형곤씨 같은 경우 스트레스나 불규칙한 생활 등으로 활성산소가 많이 발생하게 되는데, 이 활성산소가 혈관 속의 지질을 산화시켜 산화지질로 만들어 혈관 벽에 달라붙어 동맥경화증을 만들거나 혈관 벽 자체를 손상시켜 거칠게 만드는 것이다. 따라서 몸무게를 줄여가는 다이어트 자체도 바로 스트레스이기 때문에 이 스트레스로 생긴 활성산소를 제거해야 혈관의 동맥경화증이나 손상된 벽의 치유에 도움을 줄 수 있는 것이다. 또한 불균형한 식사나, 잘못된 비타민이나 영양상태는 심장근의 약화를 불러와서 무리한 운동으로 심장에 이상을 불러일으킬 수 있다. 따라서 비타민이나 미네랄을 균형되게, 골고루 섭취하도록 해야 한다. 필자의 비만 클리닉에서 27kg 감량한 환자는 식단 중에 새우, 오징어, 고기, 계란 등도 섭취하면서도, 비타민과 미네랄을 적절하게 보충해 주어 살이 빠져도 건강하고 탄력 있는 몸과 건강을 지니게 되었다.

마지막으로 운동 전에 사우나를 해서 땀을 빼게 되면 혈액 속의 수분이 빠져나가 더욱 혈액의 점도가 높아진다. 끈끈한 혈액이 혈행 장애를 일으켜 심장혈관에 이상이 생기면 심장마비가 생기고, 뇌혈관에 이상이 생기면 뇌졸중이 되는 것이다. 따라서 운동 약 30분 전에 미리 생수를 한 컵 마시는 것이 좋고, 운동 중에도 조금씩 수분을 섭취하는 것이 좋다. 다이어트 중에는 최소한 하루 2ℓ 이상의 수분을 섭취해야만 한다.

— 필자가 기고한 서울신문 칼럼(2006년 3월 15일자) —

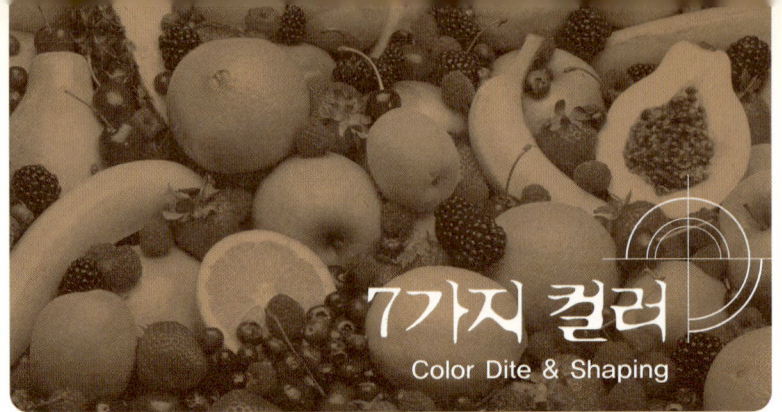

빨강 | 예뻐지는 음식
핵심 푸드 : 토마토, 석류, 사과, 고추

토마토 _ 흡연자

유럽에서는 축구 선수들이 출전하기 전날 이것을 꼭 먹는다. 이것이 빨갛게 익어갈수록 의사들의 얼굴은 노래진다는 속담도 있다. 영국에서는 사랑의 사과로 불리며 이탈리아에서는 황금의 사과라고도 한다. 이것은 무엇일까? 바로 토마토이다.

잘 익은 토마토를 많이 먹을수록 병원갈 일이 줄어들어 의사들의 얼굴이 노랗게 된다는 뜻이다. 한편 "What a tomato you are!"이라는 문장은 빨갛고 예쁘게 익은 토마토 같이 아름답고 건강하다는 의미이다.

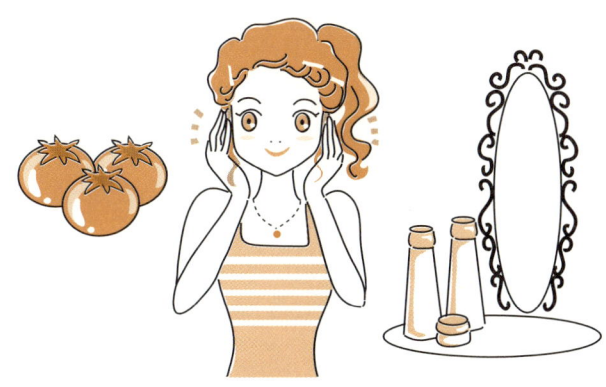

　토마토에는 강력한 항산화 작용을 하는 비타민 C와 비타민 E를 함유하고 있고 역시나 항산화 비타민 물질인 비타민 A의 전구체인 베타카로틴이 풍부하다. 이 베타카로틴이 레드 컬러이다.

　주름을 개선한다는 레티노이드 화장품이 바로 비타민 A를 이용한 것이다. 비타민 A는 피부를 미끈하고 예쁘게 만들어주며, 야맹증도 예방해 준다. 또한 우리 몸 속의 호흡기나 입, 눈의 점막을 보호하고 재생시켜주는 역할을 한다. 베타카로틴은 몸 속에서 비타민 A로 전환되어 피부와 호흡기를 가꿔준다. 더불어 활성산소를 제거하는 항산화 작용이 뛰어나서 노화방지는 물론 항암 효과도 뛰어나다.

　더욱더 중요한 것은 토마토 속에는 베타카로틴보다 약 2배나 강력한 항산화 물질인 리코펜이 함유되어 있다는 점이다. 흡연자의 경우 다른 각종 비타민이나 항산화 물질에 의해서도 보호를 받지 못하기 때문에 폐암 발생률이 높은데 오직 리코펜 성분만이 흡연자들의 폐암을 예방하는 데 뛰어난 역할을 한다고 한다. 또한 신맛을 내는 구연산이 니코틴 해독 작용을 한다.

따라서 담배를 피우면서 다이어트를 하는 사람들에게는 토마토에 들어있는 레드 컬러가 가장 좋은 해결책 중의 하나인 것이다. 이는 다이어트뿐만이 아니라 담배로부터 피해를 줄이는 건강 다이어트가 되는 것이다.

토마토를 꾸준히 먹게 되면 전립선암이나, 전립선 질환에 걸릴 확률이 무려 45%나 준다는 하버드 대학의 연구결과도 있다. 하루에 토마토 2개면 1일 비타민 C 권장량도 충분하다.

석류 _ 갱년기

석유도 아닌 석류 파동이 난 적이 있었다. 석류에 풍부한 식물성 여성호르몬인 이소플라본이 갱년기 증상에 탁월하다는 사실 때문이었다. 안면홍조, 입마름 등의 갱년기 증상은 나이가 들면서 여성호르몬 분비량이 떨어져 나타나는 증상이다. 부족한 여성호르몬을 투여하면 증상은 나아지지만 대신 유방암의 위험이 높아진다. 하지만 이소플라본은 천연 여성호르몬으로 에스트로겐 호르몬이 일으키는 유방암의 위험이 없고, 오히려 항산화 작용과 항암 작용이 있어 암을 예방하는 데 도움을 주며 골다공증의 치료와 예방에도 효과가 있다.

갱년기 여성에게만 도움이 되는 것이 아니라, 젊은 여성들 역시 현대사회의 공해, 잦은 인스턴트 식품 섭취, 스트레스 등으로 인해 여성호르몬 분비량이 부족할 수 있는데 석류가 부족한 부분을 채워주어 여성을 더욱 여성답고 아름답게, 그리고 매력적으로 만들어주는 역할을 한다.

석류에는 토마토와 마찬가지로 비타민 C도 풍부하다. 비타민 C는 피부의 탄력을 유지해주는 콜라겐의 원료로 이용된다.

사과_ 변비

사과 특유의 신맛인 사과산과 구연산 등 유기산과 펙틴, 비타민 C가 풍부해 유해물질을 제거하는 데 탁월하다.

사과가 건강과 피부미용에 좋은 것은 비타민이 풍부하기 때문이기도 하지만 이처럼 노폐물을 효과적으로 배출해주기 때문이다. 칼륨이 풍부해 나트륨을 배출시켜 혈압을 낮추고, 시트루린이 소변 생성을 촉진시켜 이뇨 작용을 하기 때문에 신장건강에도 유익하며, 니코틴 해독 작용을 해줘 흡연자의 폐 기능을 보호한다.

또 변비 예방에도 탁월하다. 특히 껍질에 있는 펙틴은 장을 자극해 변비를 예방하며 유독성 물질의 흡수를 막고 장 내 이상발효를 방지한다. 국이나 반찬이 짜다보면 밥을 더 많이 먹게 되고 물 또한 많이 마셔 붓기도 쉽고 살이 찌기도 쉽다. 그럼에도 불구하고 짜게 먹는 습관을 버리기 힘든 사람은 사과를 늘 곁에 두고 먹으면 좋다.

사과에 함유된 당분은 흡수는 잘 되지만 당 지수는 극히 낮아 혈당을 급격히 상승시키지는 않는다. 당 지수가 높은 음식일수록 살이 찌기 쉽다. 칼륨이 많아 나트륨을 배출시켜 혈압을 낮추면 고혈압 환자에게도 좋고, 당 지수 또한 낮으니 당뇨병 환자에게도 좋은 식품이 된다. 단, 혈당조절이 중요한 당뇨병 환자들은 중간 크기의 사과 1개가 약 80kcal 정도 되므로 하루에 1~2개 정도만 먹는 것이 좋다.

사과의 붉은색 껍질 속에 든 '캠페롤'과 '쿼르세틴'은 암에 영양을 공급하는 혈관의 단백질 성분을 차단해 종양에 영양을 공급하지 못하게 하고 종양의 성장을 방해함으로써 유방암, 폐암 등에 항암 효과가 있다. 특히 니코틴을 해독하고 폐 기능을 보호한다.

또한 사과 특유의 향은 마음을 안정시켜 우울증이나 억압감을 치료하는 효과가 있다.

평소 스트레스가 심한 사람이나 다이어트로 인해 스트레스를 받는 경우 틈날 때마다 사과 향을 맡으면 도움이 될 수 있다.

고추 _ 기초대사량

얼마 전 일본 여성들 사이에서 선풍적인 인기를 모은 다이어트가 있었으니 바로 고춧가루 다이어트였다. 햄버거를 먹을 때도, 라면을 먹을 때도 휴대 용기에 담아온 고춧가루를 솔솔 뿌려 맵게 만들어 먹곤 했단다. 바로 고추의 맵디매운 맛, 캡사이신 성분이 지방분해에 탁월하기 때문이다.

인체의 지방 세포는 지방을 축적하는 흰색 지방 세포와 지방을 태워 열을 내는 갈색 지방 세포로 나뉘는데, 캡사이신은 갈색 지방 세

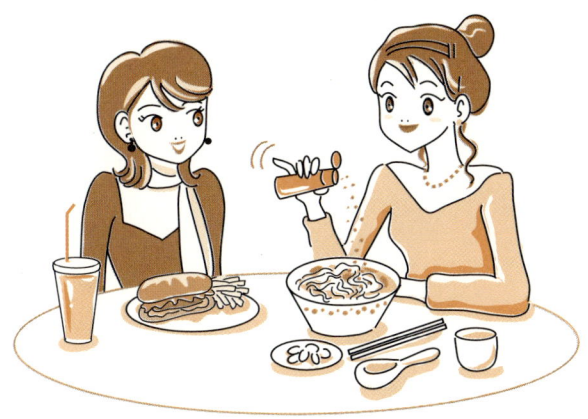

포에 작용해 몸 속 지방을 분해하는 효과가 있다. 고추를 먹으면 열이 나고 땀이 나는데 이것이 기초대사량을 높여주어 체지방 감소에 도움이 된다.

또한 폐 표면에 붙은 니코틴을 제거해 흡연자에게 도움이 되며 엔도르핀 분비를 증가시키기도 한다. 경기가 불황이거나 스트레스를 많이 받을수록 매운 음식을 찾는 경우가 많은데 아마도 이 때문이 아닌가 싶다.

흔히 고추하면 매운맛만 떠올리지만 고추는 비타민의 보고이다. 고추의 비타민 C 함유량은 사과의 20배, 귤의 2~3배나 되며 베타카로틴도 풍부하다. 베타카로틴과 비타민 C는 인체 고유의 면역력을 증진시켜 질병에 대한 저항력을 키워준다. 매운맛 성분인 캡사이신은 비타민이 산화되는 것을 막아 조리를 해도 파괴되는 양이 적다. 하지만 공기 중에 오래 방치하면 캡사이신도 서서히 증발하므로 비타민의 효능이 떨어지기 전에 섭취하는 것이 좋다.

하지만 과유불급은 어디서나 금물, 너무 많이 먹거나 고추에 알레르기가 있거나 위궤양이나 위염이 있는 사람에게는 매운맛이 위장 점막을 자극해 위장 질환이 생길 수 있으므로 하루에 3개 정도 먹으면 적당하다.

주황 | 면역력과 항암 효과를 높이는 음식
핵심 푸드 : 당근, 감, 고구마, 호박

당근 _ 폭식

장수촌에 사는 사람들의 공통된 식습관 중 하나가 바로 당근을 먹는 것이다. 당근의 붉은 속살에 감춰진 카로티노이드가 몸 속에서 비타민 A로 바뀌어 노화를 억제하고 질병에 대한 저항력을 억제하며 피부를 곱게 가꿔준다.

카로티노이드의 어원이 캐럿(Carrot, 당근)이라는 데서 알 수 있듯이 당근은 특히 카로티노이드의 종합체라 할 수 있다. 토마토에서 소개한 베타카로틴이 바로 카로티노이드의 일종이다.

카로티노이드는 활성산소로 인해 인체 내 세포가 손상되는 것을 방지함으로써 암의 발생과 진행을 막는 힘이 탁월하다. 또 몸 속에 쌓인 독소물질을 제거해 심혈관 질환, 당뇨병 등 만성 질환에도 효과가 있다.

우리 몸의 노폐물을 제거함으로써 다이어트에도 도움이 된다. 실제로 당근은 서구에서는 옛날부터 해독 작용이 탁월한 건강식품으로 여겨져 몸 속의 독소를 제거하는 데 사용되어 왔다. 당근에 특히 많은 카로티노이드는 가장 강력한 항산화 물질 중 하나로 알려진 베타카로틴이다. 여기에 알파카로틴까지 가세하여 더더욱 암의 숨통을 단단히 조인다.

한편 당근의 독특한 향과 맛을 내는 터핀, 스테롤도 발암유전자를 억제해 암을 예방한다. 그래서 고대 그리스와 로마에서도 당근의 영양 가치는 물론 뛰어난 해독 작용에 주목했으며, 일본에서는 당근을 인삼에 버금가는 약재로 추앙했다.

피부미용에도 효과적이다. 화장품의 재료로도 이용되는 레티놀은 동물성 비타민 A, 카로티노이드는 식물성 비타민 A이다. 비타민 A가 부족하면 살결이 거칠어지고 병균에 대한 저항력이 약해져 여드름이 나기 쉽고 잘 곪는다. 카로티노이드는 기름에 녹는 지용성 비타민이다. 그래서 당근을 생으로 먹는 경우 흡수율이 8%에 불과하지만 기름에 조리하면 60~70%로 껑충 뛰어오른다. 베타카로틴은 주로 껍질 쪽에 몰려있으므로 당근을 먹을 때는 껍질을 벗기지 않는 것이 현명하다.

한편 당근에는 아연도 풍부하다. 흔히 아연은 정력에 좋은 성분으로 알려져 있지만 세포를 재생하는 데도 탁월하며 인슐린의 연료가 되기 때문에 당뇨병에도 좋다. 또 마음을 안정시키는 데도 도움이 돼 정신 질환자의 치료제 성분으로 사용되기도 한다. 유난히 스트레스를 많이 받고 또 폭식 후에는 이내 후회를 하는 사람이라면 당근의 힘을 빌려보자.

감 _ 숙취

감을 먹으면 변비가 생긴다고들 한다. 바로 떫은맛을 내는 탄닌 때문이다. 탄닌은 피부나 점막 표면을 수축시켜 설사는 멎게 하고 지혈 작용이 있어 위궤양에도 도움이 된다. 비타민 C와 함께 모세혈관을 튼튼하게 해 고혈압 등 순환계 질환에도 좋다.

단, 많이 먹으면 변비를 유발하며, 탄닌이 철분과 결합해 배설되므로 빈혈을 일으킬 수도 있다. 그런데 바로 이 탄닌이 다이어트에 도움이 된다. 수축력 강한 탄닌은 몸을 작게 만드는 데 일조를 하기 때문이다. 하지만 변비는 오히려 다이어트의 적이 아닌가? 그것은 감꼭지와 연결된 흰 부분을 제거하고 먹으면 변비 걱정은 하지 않아도 좋다.

유달리 단 음식을 좋아해 자꾸만 살이 찌는 사람이라면 설탕 대신 감을 이용해보자. 드라마 '대장금'을 기억하는가. 절대 미각이라 칭찬받던 어린 금영이 죽순채의 단맛을 설당(설탕의 옛 이름)이라고 한 반면 장금은 홍시 맛이 났다며 홍시라고 한다. 수라간 최고 상궁으로 새로 부임한 정 상궁이 죽순채의 고기양념을 설탕이 아닌 홍시로 한 것을 어린 장금이 맞춘 것이다.

설탕을 대신할 정도로 감은 맛이 달다. 특히 곶감을 만드는 과정에서 영양분의 변화가 일어나 떫은맛은 사라지고 단맛은 4배 정도 강해지며 비타민 A도 2배 정도 증가한다. 곶감 표면의 하얀 가루는 단맛인 포도당과 과당이 결정을 이룬 것으로, 조선시대에는 이 흰 가루만을 모아 진상하여 감미료로 썼다는 기록이 있다.

그런데 정 상궁이 설탕 대신 홍시를 사용한 데는 다른 이유도 있다. 전날 임금이 과음을 했기에 숙취 해소에 좋은 홍시를 넣은 것이다. '술꾼은 감을 싫어한다' 는 말이 있을 정도로 감은 숙취 해소에 탁월하다. 감의 비타민 C는 사과의 6배, 그밖에 과당 콜린 등이 알코올 분해를 촉진하고 칼슘이 이뇨 작용을 해 숙취 원인물질을 재빨리 배출시킨다. 술이 빨리 깨니 술꾼으로서는 싫어할 만도 하다. 반대로 술을 마실 때 곶감이나 단감을 안주로 먹거나, 술이 좀처럼 깨지 않을 때 감을 2~3개 정도 먹으면 숙취에서 벗어날 수 있다.

어느 과일에 비타민 C가 들어있지 않으랴만은 감에 들어있는 비타민 C는 좀 특별하다. 일반 비타민 C와 달리 열이나 물, 공기 등에 노출되었을 때 쉽게 파괴되지 않는다. 감잎에도 비타민 C가 풍부하며, 특히 혈압을 낮추고 이뇨 작용을 하는 루틴 성분이 들어있어 고혈압, 심장병, 신장병이 있는 경우에는 감잎차를 자주 마시면 좋다.

고구마 _ 면역세포

고구마에는 항암제보다 더 강력한 항암 성분이 숨어있다. 푸른 잎과 줄기의 근간이 되는 뿌리에 숨은 강글리오사이드(ganglioside)는 어느 식품 부럽지 않은 항암 성분을 함유하고 있다. 암세포 증식을 억제하고, 일부 암세포는 정상으로 환원키기도 하기 때문이다. 현재 항암제로 폭넓게 이용되는 아드리아마이신보다 훨씬 강력한 항암 작용을 보여 임상연구 중이다.

고구마의 속살을 진한 황색으로 만드는 베타카로틴 역시 빼어난 항산화 물질이다. 미량이기는 하지만 페놀과 피틴산 또한 세포가 산화되는 것을 막아 암을 예방한다.

또 면역세포인 T세포의 능력도 증가시킨다. 미국의 한 연구소에서 실험자에게 3주간 매일 점심을 고구마와 케일, 토마토주스를 먹게 했더니 3주 후 T세포 생산능력이 30%나 증가되었다고 한다. T세포는 면역력과 관련된 세포로 외부에서 들어온 균에 대항하는 적절한 항체를 만드는 보조 T세포(helper T cell)와 세균에 감염된 세포를 직접 죽이는 세포독성 T세포(killer T cell)가 있다.

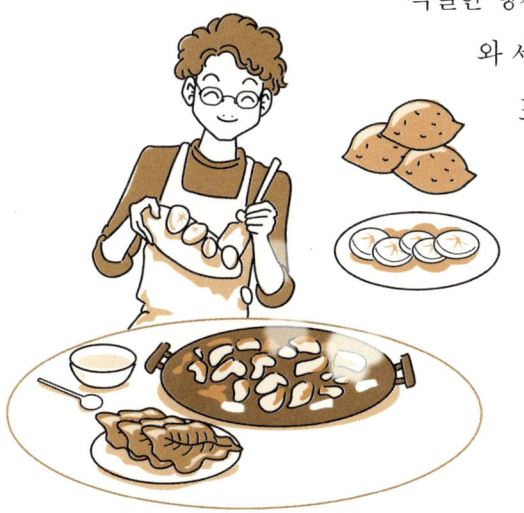

감자와 고구마 중 무엇이 더 살을 안 찌게 할까. 성분은 둘 다 탄수화물이지만 고구마가 단맛이 더 강하다. 그래서 대부분 고구마가 더 살을 찌게 할 것이라 생각하지만 그

것은 틀린 생각이다. 감자가 체중 감량에는 더 불리하다. 단맛은 고구마가 훨씬 더 강하지만 당 지수는 오히려 낮다. 게다가 식이섬유가 풍부해 포만감도 주고 몸도 맑게 가꿔준다. 변비에 좋은 식이섬유가 풍부한데다 생고구마를 자르면 나오는 하얀 즙인 얄라핀이 변통을 돕기 때문이다. 얄라핀은 고구마의 상처를 보호하기 위해 나오는 유액인데 장 속에서는 오히려 배변을 촉진한다.

매콤한 닭갈비와 달짝지근한 고구마와 훌륭한 맛의 조화를 이루듯 다른 고기 요리에도 고구마를 넣으면 칼륨, 칼슘, 인, 철분 등 풍부한 무기질이 산성식품인 고기를 중화시켜 준다. 겨우내 보관할 요량으로 김장김치를 짜게 담갔다면 찌개를 끓이거나 요리를 할 때 고구마를 곁들여보자. 풍부한 칼륨이 염분 배출을 도와 혈압을 낮추고 심혈관 질환도 예방한다.

재미있는 것은 고구마가 셰익스피어 시절 가장 인기 있는 정력제였다는 것이다. 고구마의 황색 색소는 퀘르세틴으로 이것은 지방의 산패를 막고 나쁜 콜레스테롤을 억제하며, 모세혈관을 강하게 하고 딱딱하게 하는 반면 굳은 동맥은 부드럽게 풀어준다.

고구마가 다이어트에도 좋고 건강에도 유익하다고 해서 너무 많이 먹어서는 안 된다. 고구마 1개의 열량은 밥 1/2 공기와 맞먹을 정도이기 때문이다. 더군다나 고구마는 너무 많이 먹으면 자칫 방귀가 자주 나오기 때문에 실례를 할 수도 있다. 고구마의 강력한 단맛이 위 점막을 자극해 위산이 지나치게 많이 분비되거나, 장 내 세균 작용으로 당질이 이상발효되기 때문이다. 하지만 껍질에 전분질을 분해하는 효소가 함유되어 있으므로 껍질을 함께 먹으면 괜찮으며 소화도 잘 된다.

호박_ 붓기 제거

호박은 바야흐로 겨울에 먹어야 제 맛이다. 절절 끓는 아랫목에서 입천장을 델 듯 뜨거운 호박죽 한 그릇을 먹고 나면 동지 추위도, 한겨울의 폭설도 두렵지 않다. 실제로 '동지에 호박을 먹으면 중풍에 안 걸린다' 는 옛말도 있지 않은가. 뇌졸중은 11~3월 사이, 추운 겨울에 걸리기 쉽다. 기온이 떨어지면 혈관이 수축돼 뇌혈관이 막힐 가능성이 더 높기 때문이다.

그러나 호박에는 모세혈관을 튼튼하게 하고 강력한 항산화 작용을 하는 비타민 C와 E, 특히 비타민 A의 전구체인 카로티노이드가 풍부하다. 실제로 혈액 속에 카로티노이드가 많은 사람은 적은 사람보다 심장병 발생 위험이 36%까지 낮아진다는 연구결과도 있다.

베타카로틴은 물론 루테인도 뇌졸중 예방의 주역이다. 루테인은 모세혈관을 튼튼하게 해주어 뇌졸중을 예방하고 또한 별다른 질병은 없지만 멍이 잘 드는 여성들에게도 좋다.

미역국과 더불어 출산 후 산모가 질리도록 먹는 것이 바로 호박 달인 물이다. 호박이 칼로리는 낮은 반면 식이섬유는 풍부하고 임산부의 붓기를 빼주기 때문이다. 출산 후 미처 붓기가 빠지지 않은 경우 호박 물을 마시면 붓기를 내리는 데 효과적이다. 단맛이 강함에도 불구하고 붓기가 빠지고 소화 흡수도 잘 된다. 이뇨 작용을 하는 칼륨과 노폐물을 배출하는 팩틴 등 무기질이 풍부해 산모뿐 아니라 평소 몸이 잘 붓는 사람이나 당뇨병 환자, 비만인 사람에게도 도움이 된다. 무기질은 신경완화 작용이 있어 불면증이 있는 사람에게는 수면제 역할을 하기도 하므로 스트레스 받을 일이 많은 현대인에게는 여러모로 좋은 식품이다.

남성에게도 좋은데 남성들은 호박의 붉은 속살보다는 호박씨를 먹는 것이 좋다. 호박씨에는 간을 보호하는 메티오닌을 비롯한 필수 아미노산이 풍부며, 항산화제이자 항암 효과가 뛰어난 셀레늄도 많이 들어있기 때문이다.

셀레늄이 부족하면 전립선염이 생길 확률이 4~5배 이상 높아지고 남성 불임증도 생길 수 있다. 셀레늄을 충분히 섭취하면 독감도 예방할 수 있으며 심장병, 관절염, 암, 에이즈 예방에도 도움이 된다. 셀레늄은 베타카로틴과 비타민 E와 함께 섭취하는 것이 효과적인데, 호박의 속살과 호박씨에는 베타카로틴과 비타민 E도 풍부해 항산화 작용에 시너지 효과를 나타낸다. 아연도 들어있어 성기능을 도와주고, 정력증강에도 도움을 준다.

미국에서도 할로윈데이(10월 31일)에는 속을 파낸 호박에 눈, 코, 입을 만들어 장식을 하곤 한다. 동서를 막론하고 겨울철 비타민 공급원으로 한몫을 톡톡히 했음을 알 수 있는 대목이다. 야채임에도 불구하고 쉽게 무르거나 상하지 않고 저장성이 뛰어나기 때문이다. 그래서 호박은 겨울에 제 맛이라지만, 요즘처럼 사철 어떤 과일이나 야채든 구할 수 있고 더욱이 건강에도 좋은데 굳이 겨울에만 먹을 필요는 없다.

특히 요즘에는 호박 해물찜, 호박떡, 호박스프 등 호박을 이용한 메뉴도 많이 개발되고 있으니 기왕 외식을 해야 한다면 호박 메뉴를 선택하는 것도 좋을 것이다. 노랗게 잘 익은 호박일수록 더욱 영양 성분이 풍부하며 특히 기름으로 조리해야 흡수율이 높아진다.

노랑 | 피부가 좋아지는 음식

핵심 푸드 : 오렌지, 자몽, 카레, 옥수수

오렌지 _ 피부미용

오렌지하면 오렌지주스가 먼저 떠오르고, 오렌지의 사촌 격인 레몬·귤 등의 공통점을 물으면 누구나 입 안에 침을 고이게 하는 상큼함(혹은 신맛)과 비타민 C라고 대답할 것이다. 오렌지야말로 비타민 C의 대명사이기 때문이다.

비타민 C는 피부미용에 효과적인 것으로 알려져 있다. 피부탄력을 좌우하는 콜라겐을 지원하는 것이 바로 비타민 C이며 세균감염을 예방해 피부면역을 증강시키고, 피부미백에도 효과적이다. 덕분에 다이어트 중에 비타민 C가 많은 성분을 충분히 섭취하게 되면 체지방이 감소하더라도 피부가 늘어지거나, 자글자글한 주름이 덜 생기게 되어, 젊고 탄력 있는 아름다운 피부를 유지하는 데 큰 도움을 준다. 감기 예방은 보너스, 게다가 사실 섹스호르몬이라 불리는 부신피질호르몬의 원료가 되는 것이 바로 비타민 C이다.

레몬과 오렌지의 가장 큰 장점은 자연산 비타민 C가 인간에게 필요한 하루 영양만큼 들어있다는 것이다. 피로와 스트레스가 쌓이면 우리 몸이 비타민 C가 많이 소모되어 백혈구의 기능이 떨어진다. 그로 인하여 면역력이 저하되고 각종 질병을 일으키며, 암도 생길 수 있다.

그런데 오렌지에 비타민 C만큼이나 많이 들어있는 것이 또 있으니 바로 칼륨이다. 오렌지에는 사과나 당근보다 칼륨이 훨씬 많이 들어있다. 우리 몸의 모든 세포는 '나트륨 칼륨 펌프'를 통해 나트륨은 밖으로 퍼내는 반면 칼륨은 세포 안으로 끌어들인다. 만일 나트륨을 밖으로 퍼내지 못하면, 수분이 세포 내에 축적되어서 세포가 부풀게 된다. 짜게 먹은 후 자꾸만 몸이 붓는 것이 바로 세포에 수분이 축적되어 부풀었기 때문이다. 만일 이 펌프가 제대로 작동하지 못해 칼륨은 세포를 빠져나가고, 나트륨은 세포 안으로 들어오면 결국 신경 충동이나 근육 수축을 야기한다.

레몬과 오렌지 속에 들어있는 구연산과 유기산은 우리 몸 속에 생기는 노폐물의 일종인 젖산을 빨리 해소시켜주기 때문에 피로회복에 아주 좋은 효과를 보인다. 따라서 옐로 컬러 다이어트는 스트레스에 많이 시달리고 피로가 많이 쌓여 피부탄력이 떨어지는 사람이 복용하면 가장 큰 도움을 받을 수가 있고, 또한 몸이 부어서 비만이 생기는 체질에 가장 적합하다.

자몽 _ 지방분해

자몽은 오렌지와 비슷하게 생겼지만 유독 쓴맛이 강하다. 덜컥 한 입 베어 물었다가 과일답지 않게 시금털털하고 씁쓸한 맛에 먹은 것을 후회하는 이들도 적지 않다. 하지만 씁쓸하면서도 개운한 자몽에 맛들이면 자몽만한 과일도 없다는 것을 알게 될 것이다.

자몽의 쓴맛이 바로 다이어트의 비결이다. 플라보노이드(식물성 화학물질의 일종)인 나린제닌이 바로 쓴맛의 정체로 지방분해 효과가 있는 것은 물론 항암 효과 또한 뛰어나다. 나린제닌은 자몽뿐 아니라 유자에도 풍부하다.

하지만 유자는 시고 쓴맛이 지나치게 강해 과육은 먹지 못하고 껍질을 설탕이나 꿀에 재어 유자청을 만들어 먹는다. 쓴맛은 제거되고 그윽한 향과 비타민 C는 그대로 보존되지만, 달콤한 찻물만 마시고 껍질은 그대로 버리게 되므로 실상 당분만 많이 섭취하는 셈이 된다.

반면 자몽은 오렌지보다는 시고 떫어도 과육 자체의 맛이 좋아 설탕을 가미하지 않고 과일이나 주스로 먹을 수 있으므로 다이어트와 건강에 더욱 효과적이다.

더군다나 자몽에는 퀘르세틴도 들어있다. 한때 양파 달인 물이 다이어트에 효과적이라며 유행한 적이 있었는데 양파에 들어있는 다이어트 성분이 바로 퀘르세틴이다. 나린제닌과 퀘르세틴의 복합 효과

덕분에 다른 어떤 식품보다 다이어트에 뛰어난 효과를 보이는 것이 자몽이다. 앞에서 다이어트 중에는 비타민 C 섭취가 특히 중요하다고 했는데 자몽 1개는 하루에 필요한 비타민양을 모두 지니고 있다.

몇 가지 임상실험 결과도 자몽의 다이어트 효과를 뒷받침해준다. 미국 캘리포니아 샌디에이고의 스크립스 클리닉의 후지오카 켄 박사에 의하면, 비만인 100명을 4그룹으로 나누어 평소의 식사습관을 그대로 유지하되 하루 3번 식사 전에 각각 자몽 반 개, 자몽주스 1컵, 자몽추출물로 만든 알약, 사과주스를 12주간 먹게 했더니 자몽 반 개 그룹이 몸을 꼼짝 않고도 평균 1.6kg 정도의 체중이 줄어든 것으로 나타났다. 자몽주스나 알약은 과일 자체보다는 효과가 다소 떨어지는 것으로 밝혀졌다.

특이한 것은 혈관 내 인슐린 농도가 줄어들어 저인슐린 다이어트와 같은 효과를 낸다는 점이다. 덕분에 다이어트뿐만 아니라 심혈관 질환 예방에도 도움이 된다.

일본에서는 자몽 향기만 맡아도 체지방 분해가 촉진된다는 것을 밝혔다. 오사카 대학 단백질연구소의 나가이 가츠야 교수(생화학)와 니이가타 대학 니이지마 아키라 명예교수(생리학)가 쥐를 이용한 연구결과, 자몽 향기를 10분 동안 맡게 하면 즉시 교감신경활동이 증가하기 시작하여 1시간 뒤에는 신호가 2배 이상 증가했다. 교감신경은 자신의 의지와는 관계없이 작용하여 기초대사량을 높이고 지방을 분해해 활동을 위한 에너지를 공급한다. 또한 혈압이나 혈당치를 높여 위장활동을 억제해 몸을 활동에 적합한 상태로 만든다. 식사량도 약 70%로 감소, 식욕감퇴 효과도 있는 것으로 확인되었다.

자몽은 과육이 흰 것과 붉은 것이 있는데 흡연자라면 붉은색 자몽(pink grapefruit)이 더 이롭다. 토마토처럼 리코펜과 베타카로틴이 들어있기 때문이다. 특히 담배로 인해 생기는 발암물질을 해독하는 데 효과적이어서 흡연자에게 아주 좋은 과일이다. 사과와 양파와 더불어 폐암 예방에 가장 뛰어난 효과를 지닌 식품 중 하나이다. 나린제닌 외에도 리모넨과 노미린 등의 항암 효과가 뛰어난 식물성 화학물질이 들어있기 때문에 항암 효과를 높이는 식물성 화학물 칵테일이라 해도 과언이 아니다.

또한 자몽 속에 있는 칼륨과 엽산, D-글루카릭산도 콜레스테롤을 떨어뜨려주는 중요한 요소이다. D-글루카릭산은 여러 가지 발암물질을 해독하는데 특히 위암을 일으키는 니트로소아민과 페테로사이클릭아민을 해독하는 데 뛰어난 효과를 보인다.

D-글루카릭산은 항암 효과가 뛰어난 것으로 알려진 컬리플라워보다 약 2배의 양을 가지고 있고, 토마토보다 1.5배의 양을 지니고 있다. 특유의 신맛은 물론, 다른 과일에는 적은 엽산도 포함하고 있어 임산부에게도 좋다.

단, 자몽은 고혈압약이나 콜레스테롤을 낮추는 약과 동시에 복용하지 말고 시간을 두고 복용을 해야 다른 약의 약효를 방해하지 않는다.

카레 _ 해독 작용

카레의 노란 색소 성분인 강황(쿠르쿠민)이 치매를 예방하고 항암 효과도 뛰어나다고 해 카레 제조사들이 저마다 강황 성분을 강화한 카레가루를 내놓으며 광고를 한 적이 있다. 카레는 커민, 터메릭, 코리앤더 등 10여 가지의 향신료가 들어있는 향신료의 종합체이다.

이 향신료 성분이 위장을 튼튼하게 해주고, 항산화 효과를 낸다. 일본 구마모토 대학 연구에 따르면, 카레 원료인 인도산 생강과 색소 성분인 '쿠르쿠민'은 종양이 자라도록 돕는 단백질을 억제한다고 한다.

그런데 이 카레가 다이어트에도 탁월하다고 해 한때 일본 여성들 사이에서 선풍적인 인기를 끈 적이 있었다. 과연 그러할까? 대답은 'Yes' or 'No'이다. 어떤 카레이냐에 따라 다이어트의 적이 되기도 하고 친구가 되기도 하기 때문이다.

10여 가지 이상의 향신료는 사실 다이

어트에 상당한 도움이 된다. 검은 후추는 소화를 촉진하는 한편 변비와 복부의 팽창을 개선해 주고, 고춧가루의 캡사이신은 앞서 설명했듯이 지방을 연소하는 효과가 있으며 시나몬(계피)은 몸을 따뜻하게 해 땀을 내고 해독 작용에 탁월하다. 코리앤더 역시 살균·해독 작용을 하며 혈액을 맑게 한다. 또 카레의 노란색을 나타내는 우콩(터메릭)은 혈액을 맑게 하는 것은 물론 활성산소를 강력하게 억제한다.

이처럼 향신료가 식욕을 돋우고 소화를 촉진하기는 하지만 체내에서 대사를 활발하게 하는 작용을 하므로써 지방의 분해가 활발해지면서 지방을 연소시키므로 살이 찌지 않는다. 또한 노폐물이나 독소를 분해하기 때문에 건강하게 다이어트를 할 수 있다. 단, 탄수화물이나 지방이 많은 음식은 역시 피해야 한다.

진짜 인도 스타일의 카레는 향신료가 많아 지방분해를 돕는다. 문제는 우리가 흔히 즐겨먹는 스타일의 카레인데, 이것은 인도에서 일본을 거쳐서 변화되어 들어왔기 때문에 향신료의 강한 맛을 없애기 위해서, 갖은 야채와 고기 등 온갖 재료를 기름이나 버터에 볶은 후 카레가루와 섞는 조리법으로 변화하여 당연히 열량이 높아질 수밖에 없다. 따라서 시중에서 파는 카레보다는 야채, 과일, 해초 등 열량이 낮은 재료를 사용해 직접 만들어 먹는 카레가 좋다.

옥수수 _ 시력 보호

우리에게는 구황식물로 알려진 옥수수는 중앙아메리카의 찬란한 아즈텍 문명의 원천이다. 멕시코에 온 한 피렌체 사람이 남긴 옛 문헌에는 아즈텍 제국 후예들의 말이 인용되어 있다.

"우리들의 식량이며 우리들의 삶이고 우리들의 존재 그 자체인 옥수수. 그것은 우리를 걷게 하고 움직이게 하고 우리를 즐겁게 하고 기쁘게 한다. 오직 하나뿐인 우리들의 식량 옥수수가 바로 우리를 다스리고 통치하고 정복한다. 옥수수는 땅을 기름지게 하고 세상을 살린다. 그러기에 우리들도 세상을 살아갈 수 있다. 옥수수는 두말할 나위 없이 세상에서 가장 귀중한 것이다."

실제로 아주 오랜 옛날 멕시코에서는 옥수수가 자라는 곳마다 사람들이 모여 촌락을 이루고 문명을 이루었다. 그들이 섬기는 대부분의 신이 옥수수 신이며, 그네들은 아직도 버려진 옥수수 낱알을 그냥 지나치지 않고 반드시 줍는다고 한다. 버려진 옥수수 알이 옥수수 신에게 이르면 안 된다고 믿기 때문이다.

멕시코의 대표적인 요리로 알려진 타코는 삶은 옥수수를 맷돌로 빻아 반죽을 만들고 그것을 둥글넓적하게 구운 '토르티야'에 갖가지 재료를 얹은 음식이다.

옥수수는 또한 원주민들의 약이기도 하다.

원주민들은 옥수수 이삭 끝에 난 털의 즙을 짜내어 전통 의약품을 만들었다. 이뇨제로도 사용했고, 다른 식물들과 섞어 간장병과 담 질환에 대처하기도 했으며, 모유를 풍부하게 하는 데도 사용했다. 이처럼 옥수수는 멕시코인들의 삶이요, 신앙이며, 약이었다.

종종 여성들은 살을 빼기 위해 말린 옥수수 알을 튀긴 강냉이를 밥 삼아 먹기도 한다. 열량은 낮은 대신 포만감을 주어 배고픔을 잊을 수 있기 때문이다. 그러나 진정으로 살을 빼고 싶다면 강냉이가 아닌 잘 쪄낸 노란 옥수수를 먹으라고 권하고 싶다. 튀기는 동안 옥수수의 영양분은 손실되고 단맛을 내기 위해 당분을 더한 것이 강냉이다. 반면 옥수수 알갱이에는 식이섬유가 풍부해 노폐물 제거에 효과적인데다, 다이어트 중 부족하기 쉬운 단백질이 그 어떤 야채들보다 풍부하게 들어있다.

옥수수 씨눈에는 신경조직에 필요한 레시틴과 피부를 윤택하게 해주는 비타민 E가 풍부하다. 그래서 다이어트 시 심해질 수 있는 노화와 피부건조를 막아 주름도 한결 덜 생기도록 돕는다.

또한 옥수수 배아에는 비타민 B_1인 티아민이 풍부해 스트레스로 인한 폭식도 막아준다. 식이요법 중 특히 원 푸드 다이어트 시 가장 경계해야 할 것이 바로 폭식인데, 그렇잖아도 스트레스가 많은 현대인에게 살에 대한 강박관념, 거기에 마음껏 먹지 못한다는 스트레스까지 더해졌을 때 폭발하는 것은 당연하다. 그런데 티아민은 신경계통에 아주 중요한 비타민 중 하나로 마음을 안정시킨다. 또 어린 아기에게 티아민이 부족하면 심장마비를 일으킬 수 있을 정도로 중요한 영양소이다.

여기에 니아신과 루테인도 풍부해 혈액 속의 콜레스테롤을 줄여 혈관을 깨끗하게 청소해주며 엽산도 들어있어 임산부에게 특히 좋다. 임신 중 엽산이 부족할 경우 태아는 기형이 될 수도 있기 때문이다. 이처럼 옥수수는 탄수화물·단백질·비타민·미네랄·식이섬유의 작은 창고라고 할 수 있다.

그런데 옥수수는 색이 다양하다. 보통은 노랗지만 흰 것도 있고 강원도 찰옥수수는 검붉은 것도 있다. 맛있게 먹기만 하면 어떤 색이든 건강에 이롭지만 시력이 좋지 않은 사람이라면 노란 옥수수를 골라 먹는 것도 좋을 것이다. 노란 옥수수에만 들어있는 루테인과 제아젠틴은 카로티노이드(식물성 비타민A)의 일종으로 눈의 황반에 중요한 역할을 하기 때문에 이것이 부족할 경우 시력이 나빠질 수 있고 심한 경우(주로 나이든 사람들) 실명까지 초래할 수 있다. 그러니 기왕이면 샛노란 것으로 골라 많이 먹고 볼 일이다. 또한 루테인은 모세혈관을 튼튼하게 해주기 때문에 뇌졸중 예방이나 멍이 잘 드는 사람에게 좋은 영양소이다.

초록 | 혈관과 장을 깨끗하게 하는 음식
핵심 푸드 : 브로콜리, 솔잎, 부추, 녹차

브로콜리 _ 기형아 예방

몇 년 전 필자가 '남희석 신동엽의 맨투맨'이라는 프로그램에 출연해 브로콜리를 소개한 다음날 시장에서 브로콜리가 동이 나버린 적이 있었다. 덕분에 가격이 무려 3~4배나 치솟았다. 그 여파인지 가락동 시장의 상인 한 명이 필자에게 전화를 해 다음 방송 때는 어떤 식품을 소개할 것이냐고 미리 묻기까지 했다. 물론 매점매석을 우려해 절대 알려줄 수 없다고 했다.

브로콜리에 대한 이 같은 폭발적인 반응의 이유는 항암과 노화방지, 특히 위암 예방에 탁월하기 때문이다. 위궤양과 위암의 원인으로 지목된 헬리코박터 파이로리균은 좀처럼 뿌리 뽑기 어렵다. 하지만 브로콜리에 든 식물성 화학물질의 일종인 '설포라페인' 앞에서는 아무리 악독한 헬리코박터 파이로리균이라도 꼼짝을 못한다.

설포라페인은 암세포를 막으로 감싸안은 채 인체 밖으로 빠져나가는 것이 특기인데 특히 헬리코박터 파이로리균에 강하다. 항생제에 내성을 가진 헬리코박터 파이로리균조차 브로콜리 앞에서는 맥을 못 춘다. 따라서 헬리코박터 파이로리균을 가지고 있지만 만성 위궤양이나 만성 위염, 장상피화세포 등을 가지고 있거나 항생제 내성을 가진 헬리코박터 파이로리균을 가진 사람, 또한 다른 증상 없이 헬리코박터 파이로리균만 갖고 있어 항생제 치료가 필요 없는 사람들은 브로콜리를 마늘과 함께 꾸준히 먹는다면 위암 예방과 이 균을 없애는 데 큰 도움을 얻을 수 있을 것이다.

재미있는 것은 남성보다 여성에게 더욱 효과적이라는 점이다. 한편 '인돌 3 카비놀'은 여성호르몬인 에스트로겐을 완화시켜 유방암 발생을 억제한다. 그래서 영국에서는 브로콜리 성분을 추출해 유방암 치료와 예방을 위한 연구가 진행되고 있다. 자궁경부암의 원인이 되는 HPV(휴먼파필로마 바이러스) 억제 효과도 있으며 풍부한 식이섬유는 대장의 유해물질을 서둘러 배출시켜 대장암과 결장암 예방에도 발군의 실력을 발휘한다.

특히 임산부에게 좋은 것이 바로 브로콜리이다. 임산부들은 태아의 건강을 위해 엽산을 섭취한다. 엽산은 성장과 혈구 형성에 반드시 필요하며 세포분열에도 관여하는 영양소이다. 임신 중에는 세포분열 속도가 증가하므로 DNA 합성을 위해 더 많은 엽산이 필요하다. 임신 중 엽산이 부족하면 태아가 기형이 될 가능성이 높아지며 최악의 경우 무뇌아가 될 수도 있다.

한편 수유 중에도 젖으로 빠져나가는 엽산을 보충하기 위해 더 많은 엽산이 필요하다. 그래서 뉴질랜드의 임산부와 수유 중인 아기 엄마들이 열심히 먹는 것이 엽산이 풍부한 키위인데 키위보다 엽산이 더 많은 것이 바로 브로콜리이다. 100g당 무려 371㎍이나 들어있어 가히 채소 중 최고봉이라 할 수 있다. 엽산이 풍부하다고 알고 있는 쇠고기 간에는 100g당 217㎍이 들어있는 반면 브로콜리에는 371g이나 들어있다.

그렇다고 여성들만 브로콜리를 먹으란 법은 없다. 비타민 C가 풍부해 스트레스의 천적으로 불리는 브로콜리는 남녀노소 누구에게나 좋은 영양제이다. 스트레스를 많이 받으면 백혈구 속 비타민 C가 파괴되면서 면역력이 떨어진다. 그래서 비타민 C를 '스트레스 비타민'이라 부르는데 브로콜리에는 레몬의 2배가 넘는 비타민 C가 들어있다. 또한 췌장을 정상화시켜 인슐린 분비가 제대로 될 수 있도록 돕는 비타민과 미네랄, 섬유질이 풍부하며 인슐린의 작용을 원활하게 하는 크롬이 있어서 혈당을 낮추는 데 도움이 된다.

브로콜리의 영양소는 줄기에 더 풍부하게 있으므로 반드시 줄기까지 요리해 먹도록 한다.

솔잎 _ 콜레스테롤 제거

거북의 등껍질처럼 갈라진 소나무 껍질이 오죽 단단하고 든든하면 애국가에서도 '남산 위의 저 소나무 철갑을 두른 듯'이라고 묘사했을까. 그러나 실로 우리의 건강에 철갑이 되어주는 것은 소나무 껍질이 아닌 솔잎이다.

우리 민족은 바늘처럼 삐죽한 솔잎을 오래 전부터 사용해왔다. 추석에 송편을 찔 때 떡과 떡 사이에 솔잎을 켜켜이 까는 것을 누구나 본 적이 있을 것이다.

한편 스님들의 식사에서도 빠지지 않는 것이 바로 솔잎이다. 보통 스님들은 솔잎을 잘게 썰어 생식하기도 하고, 솔잎을 끓인 물을 밥물로 이용하기도 한다. 늘 솔잎을 이용하는 스님들의 식사인 '발우공양'이 건강식이라 하여 주목을 끈 적도 있었다.

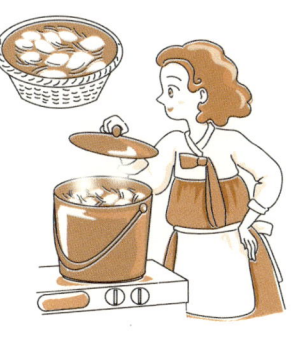

예나 지금이나 푸른 적송의 날카로운 잎은 우리 민족에게 더없이 좋은 명약이자 향신료이다. 비밀은 바로 그 짙은 향에 있다. 상쾌한 냄새를 유발하는 향기 성분인 피톤치드는 우리에게는 상쾌하지만 곤충이나 병원균에게는 독이 된다. 피톤치드(phytoncide)라는 이름이 '식물'이라는 뜻의 피토(phyto)

와 '죽인다'는 뜻의 치드(cide)의 합성어인 것도 이러한 특성에서 연유한 것이다.

소나무가 갖고 있는 피톤치드는 터르핀이다. 스컹크가 지독한 냄새로 적을 물리치듯 소나무의 터르핀 역시 무척이나 강력한 가스여서 송충이를 제외한 그 어떤 곤충도 솔잎을 뜯어먹을 수 없다. 터르핀은 우리 몸의 콜레스테롤 수치와 혈압을 낮추며 모세혈관과 말초신경을 확장시키는 등 신진대사를 활발하게 만들고 신경을 안정시킨다. 솔숲에 들어가면 마음이 편안해지는 것은 바로 이 때문이다.

콩나물보다는 알파파에, 브로콜리보다는 브로콜리 스프라우트(새싹)에 영양이 더 풍부하듯 솔잎 역시 푸른 부분보다는 흰 부분, 송진 냄새 물씬 나는 새순이 촉감이나 효과 모든 면에서 뛰어나다.

그렇다면 솔잎을 초록색 식품이 아니라 흰색 식품에 넣어야 하는 것이 아닐까. 천만의 말씀 만만의 콩떡이다. 왜냐하면 솔잎이 푸른 것은 엽록소가 풍부하기 때문이다. 엽록소가 식물의 광합성 작용의 결과라는 것은 누구나 아는 사실이다. 고맙게도 엽록소는 우리 몸에서 광합성과 비슷한 작용을 한다. 상처를 치료해 복원시키는 작용이 뛰어나 빈혈과 위궤양 치료에 이용된다.

이 밖에도 솔잎은 콜레스테롤이 쌓이는 것을 막고 혈당을 낮추며 혈액순환을 도와 혈관을 깨끗하게 청소해주므로 자연 동맥경화를 예방한다. 호르몬 분비는 촉진하고 노폐물은 배출시켜 신진대사를 촉진해 성인병 예방은 물론 뇌와 심장의 기능이 좋아지게 한다. 뿐만 아니라 니코틴 해독에도 탁월한 효능을 발휘하며 세균류에 대해서는 일부 직접 살균 작용을 하기도 한다.

부추 _ 스태미나 증가

보기만 해도 싱그러운 오이소박이를 만들 때 꼭 필요한 것은? 우선 오이가 있어야겠고 오이 속을 채울 부추가 있어야 한다. 붕어빵에는 팥이, 배추김치에는 무생채가 들어가야 맛이 나듯 오이소박이도 부추생채로 속을 채워야 제 맛이 난다.

그런데 불가에서는 부추를 먹지 않는다. 고기, 마늘과 더불어 금기하는 식품 중 하나가 바로 부추이다. 간 기능을 강화해 정력을 개선한다고 알려진 탓이다.

부추의 다른 이름은 '양기초' 혹은 '게으름뱅이풀' 이다. 부추를 많이 먹으면 일할 생각은 않고 성욕만 커진다는 설이 있기 때문이다. 남성 못지않은 활력으로 40년 간이나 중국왕조를 섭정한 서태후가 양기를 돋우기 위해 즐겨먹었던 음식도 바로 부추이다. 유난히 음식 사치가 심해 서태후의 한 끼 식사를 차리는 돈이면 쌀 5,000kg을 사고 만 명의 농민을 먹일 수 있었다고 한다. 그런 서태후가 부추에게 친히 '양기초'란 이름을 하사했다고 한다.

서양에서는 부추의 냄새 때문에 식용으로 이용하지 않지만, 부추 특유의 강렬한 향이야말로 스태미나의 결정체라고 할 수 있다. 부추의 자극적인 향기는 마늘의 그것과 비슷한 휘발성 물질 알리신 때문이다. 알리신은 체내에서 분해되어 알리티아민이 되는데, 알리티아민은 말초신경 활성화와 에너지 생성에 중요한 역할을 하는 비타민 B_1보다 흡수율이 20배나 높다. 부추가 마늘과 비슷한 강장 효과를 내는 것은 이런 연유에서 비롯된 것이다.

부추에는 비타민 C와 카로틴이 풍부하다. 베타카로틴이 100g당 3,094㎍이나 된다. 체내에서 비타민 A로 바뀐 베타카로틴은 세포의 노폐물과 죽은 세포를 제거하는 리소좀을 보호하는 역할을 한다.

초록빛 긴 잎에는 엽록소(클로로필)도 풍부하다. 엽록소는 식물이 광합성을 통해 만들어낸 탄수화물로 식물에 영양분을 공급해 먹이사슬의 기초가 된다. 인체에 들어오면 지혈 작용과 상처치유 작용을 하며 혈관 확장과 세포재생에도 도움이 되어 고혈압이나 암 등 만성질환 예방에 큰 도움이 된다. 특히 혈액 중 산소를 운반하는 헤모글로빈과 그 모습이 흡사해 '녹색 혈액'이라 불리며 실제로 인체 안에서도 헤모글로빈의 역할을 수행한다. 이 밖에도 철분, 인, 칼슘, 비타민 B군도 풍부하다.

찬 음식을 자주 먹고 냉방기에 노출되는 여름에는 자율신경이 제 기능을 못해 피로가 누적되거나 감기에 걸리는 경우가 많다. 부추는 자율신경을 자극해 에너지 대사율을 높여준다.

또 부추에는 최근 항암물질로 주목받고 있는 셀레늄도 풍부하다. 셀레늄은 암을 비롯한 각종 질병과 노화의 원인이 되는 활성산소의 독을 제거하는 '글루타타이온페로시다아제' 효소의 주요 성분으로 비타민 E를 강력하게 지원해 활성산소와 싸워 암을 억제한다.

녹차 _ 지방분해

잘 볶은 찻잎을 다도(茶道)에 따라 우린 후 맑은 찻물과 은은한 향을 천천히 음미하며 마시노라면 몸과 마음도 절로 맑아지는 듯하다.

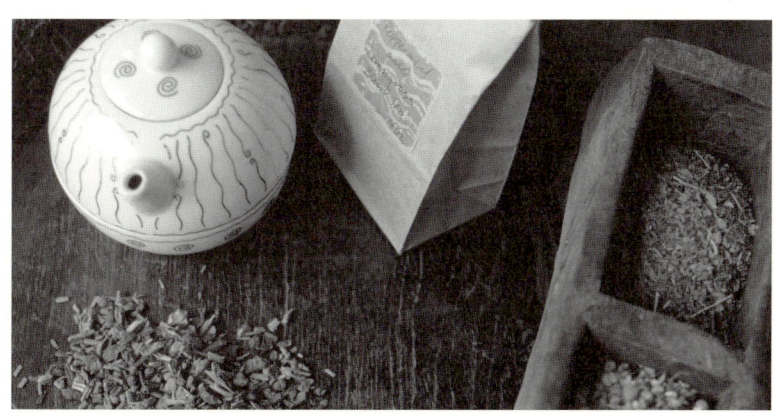

비단 기분만 그런 것이 아니다. 실제로 영롱한 빛의 녹차는 뛰어난 중금속 해독 작용을 한다. 차의 떫은맛은 카테킨으로 감의 떫은맛을 내는 탄닌의 일종이다. 카테킨이 니코틴과 결합해서 담배의 유독물질을 체외로 배출시키고, 콜레스테롤을 녹여 혈압을 안정시킨다. 카테킨은 카페인과 더불어 신진대사를 활발하게 하는 노르에피네프린 분해를 억제해 칼로리와 지방연소를 촉진한다. 동물실험 결과 식욕억제 효과가 있었으며, 지방을 보다 잘 연소시킬 수 있도록 도와주고 갈색지방 대사를 촉진해 열 발생 효과를 더욱 높여준다.

다이어트에만 효과적인 것은 아니다. 카테킨의 항산화 작용은 비타민 E보다도 훨씬 강력하다. 덕분에 암세포 억제 효과도 탁월해 돌연변이 억제율이 최저 60%, 최고 99%에 달한다. 덕분에 흡연자의 폐암 억제율은 64%나 되며, 녹차를 마시면 난소암 위험도 60%나 낮아진다. 하루 10잔 이상 마시는 남성은 3잔 이하 마시는 사람보다 84세까지 장수하는 비율이 12%나 높다는 연구결과도 있다.

어릴 때부터 물 대신 질 좋은 녹차를 마신다는 일본 장수마을 나카가와네 사람들의 암 발생률이 일본에서 가장 낮다는 보고도 녹차와 장수의 관련성을 보여주는 증거다.

녹차를 마실수록 우리 몸은 점점 맑아진다. 스님들이 녹차를 즐겨 마시는 것도 몸과 마음을 맑게 가꿔 불도에 더욱 정진하려는 것이다. 실제로 녹차는 정신활동에 도움이 되는데 바로 카페인 때문이다. 카페인이 대뇌를 자극해 머리를 맑게 해주고 지구력과 집중력, 기억력을 증진시킨다. 그런데 카페인은 커피와 홍차에도 지나칠 정도로 충분히 들어있다. 그럼에도 불구하고 스님들이 주로 녹차를 즐기는 것은 무슨 이유일까?

카페인은 중추신경을 자극하는 흥분제이기 때문에 차를 진하게 마시면 불면증이나 속쓰림 등을 유발하지만 녹차의 카페인은 커피나 홍차에 비해 훨씬 적고 녹차 한 잔에 들어있는 카페인은 커피 한 잔에 들어있는 카페인의 1/4에 불과하다.

따라서 중추신경 흥분제의 작용과 위산 증가 작용이 훨씬 적다. 게다가 비타민 B, C, E를 비롯해 철분, 칼륨, 칼슘, 식물성 섬유 등이 풍부해 몸을 편안하게 하므로 마음 또한 안정시킨다. 맑고 영롱한 초록빛은 엽록소가 우러난 탓이며 당근의 붉은 색소인 카로틴도 많이 들어있다.

숙취에도 녹차가 으뜸이다. 이뇨 작용을 하기 때문에 술을 마실 때 녹차를 함께 마시면 숙취를 없앨 수 있다. 비타민 C와 아스파라긴산, 알리닌 등 아미노산도 알코올 분해효소로 작용해 숙취 해소에 한몫을 한다.

아침잠이 많아 지각을 밥 먹듯 하는 사람이라면 녹차 한 잔으로 아침을 시작하는 것도 좋을 것이다. 카페인이 대뇌를 자극해 머리를 맑게 해주고 집중력과 기억력을 높여주며, 엽록소와 카테킨 성분이 풍부해 좀처럼 아침잠에서 깨어나지 못하는 지친 몸에 활기를 주기에도 제격이다. 또 입 냄새를 제거하는 껌의 주원료로 알려진 플라보노이드 성분이 한결 개운한 아침을 시작할 수 있도록 도와준다.

보통 찻잎을 우려 마시는 경우가 가장 흔한데 더 좋은 방법이 있다. 바로 찻잎을 요리에 넣어 그대로 먹는 것이다. 찻잎 속 비타민 E와 단백질은 물에 녹아 나오지 않기 때문에 녹차 물에는 30% 정도의 영양소밖에 들어있지 않다. 따라서 녹차를 요리 재료로 이용해 잎까지 다 먹으면 나머지 70%도 내 것으로 만들 수 있다.

밥을 할 때 밥물에 가루녹차를 티스푼으로 한 개 정도 넣으면 쌀의 부드러운 단맛과 녹차의 쌉쌀함이 어우러진 녹차 밥이 된다. 좀 색다른 별미를 먹고 싶다면 생 찻잎으로 튀김을 만들어보자. 찻잎에 녹말가루를 묻힌 후 튀김옷을 입혀 튀겨낸다. 우려 마신 찻잎을 잘게 다져 고춧가루, 깨소금, 참기름으로 간을 한 녹차 양념장에 무쳐도 좋다. 이렇게 먹으면 산뜻한 녹차향이 느끼함을 줄여 줘 담백하게 튀김을 즐길 수 있다.

보라 | 심장병 예방과 독소를 제거하는 음식

핵심 푸드 : 포도, 블루베리, 자두, 가지

포도 _ 심장병 예방

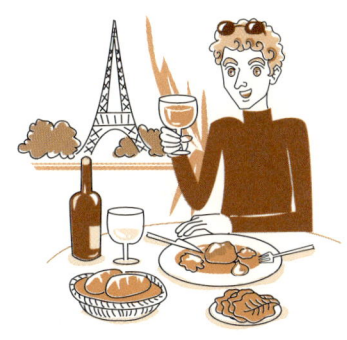

예술가들이 가장 선호한다는 보라색은 어딘가 불안정한 느낌이다. 그래서인지 보라색을 좋아한다고 선뜻 답하는 이는 전체 인구의 3% 이내, 과거에는 귀족에게만 허락된 색이었다고 한다.

하지만 보라색 식품은 누구에게나 허락된 것이며, 누구나 좋아하는 것이다. 신진대사의 균형을 유지하고, 긴장을 풀며, 식욕을 억제하기도 하는 보라색은 특히 튼튼한 심장을 만드는 데 유용하다. 보라색 과일의 대표격인 포도만 보아도 그렇다.

보라색의 핵심은 '프렌치 패러독스'로 더 유명한 안토시아닌이다. 프랑스인들이 소시지와 치즈, 고기에 술(포도주)까지 즐겨 마심에도 불구하고 오히려 심장병 발병률은 다른 나라보다 훨씬 낮은 것을 의아하게 여기던 중 그 비결이 포도의 보라색 색소인 안토시아닌 때문인 것으로 밝혀졌다.

적포도주를 음료로, 술로, 조미료(발사믹 소스 등)로 이용하니 애써 찾아먹지 않아도 포도의 영양을 충분히 섭취할 수 있었던 것이다. 심지어 프랑스에서는 식사 중 냉수를 마시면 '개구리가 아니면 미국 사람이다' 라고 놀릴 정도로 포도주를 즐겨 마신다.

안토시아닌은 강력한 항산화 물질이면서 혈전이 생기는 것을 막아 혈관을 깨끗하게 만들어주기 때문에 고혈압이나 심장병을 예방하는 데 아주 큰 역할을 한다. 미국 위스콘신 대학 연구에 의하면 하루에 포도주스 1잔을 마시거나 또는 그냥 포도만 먹어도 심장병과 동맥경화 예방에 효과적이라고 한다. 안토시아닌은 청포도보다는 진한 보라색의 포도껍질에, 또한 백포도주보다는 적포도주에 더 많이 들어 있다.

웰빙 바람을 타고 덩달아 주가가 오르고 있는 포도씨 오일도 심장에 좋다. 기름진 올리브나 콩에 비해 포도씨에서 추출할 수 있는 기름은 얼마 안 되지만 조금씩만 섭취해도 효과적이다. 뉴욕 시립대학에서 23명의 심장병 환자에게 매일 포도씨 오일을 티스푼으로 두 개씩 섭취하게 한 결과 콜레스테롤을 낮추는 HDL이 14%나 증가한 것을 발견했다. HDL이 1% 증가하면 심장병 환자의 발작횟수는 3% 감소한다. 포도씨 오일에는 리놀렌산, 올릭산, 스테롤산 등 콜레스테롤 수치는 낮추고 노화는 막아주는 불포화지방산이 풍부하다.

한편 리놀렌산은 아기의 성장에 꼭 필요하므로 임산부나 수유부는 충분히 섭취하는 것이 좋다. 감마 리놀렌산은 모유, 포도씨, 포도씨유, 달맞이꽃 종자유에만 있다. 신생아가 모유 섭취를 하지 않아 감마 리놀렌산이 부족해지면 아토피성 피부염이나 다른 만성 피부염이 생길 확률이 높아진다. 반대로 이를 섭취하면 피부의 알레르기의 증상을 완화시키므로 알레르기나 아토피성 피부염의 가려움증 등을 가라앉히는 데 도움이 된다. 먹는 것은 물론 바르는 것도 효과적이다.

포도는 싱싱한 것을 그대로 먹거나 주스로 마셔도 좋지만, 포도주로 즐기면 포도껍질과 씨의 영양까지 모두 섭취할 수 있다. 또 몸을 작게 만드는 효과가 있는 탄닌까지 섭취할 수 있다. 약간 떫은맛이 나는 탄닌은 주로 씨에 풍부한데 바이러스나 충치, 암세포 증식을 억제하는 효과가 있다.

한때 포도 단식을 하면 살도 빠지고 체질도 바뀐다며 포도만 먹는 것이 유행한 적이 있었다. 포도를 먹고 살이 빠진 것은 알칼리성 식품인 포도가 육류를 비롯한 대부분의 패스트푸드 등의 산성 음식에 찌든 몸을 중화시켜 주었기 때문이다. 포도에 풍부한 유기산과 펙틴, 이노시톨, 탄닌 등이 장운동을 증진시켜 인체 곳곳에 쌓인 유독성 산성물질을 중화시켜 노폐물을 제거하기 때문에 혈액이 맑아지고 간과 신장의 기능도 좋아져 노폐물의 체외배설이 원활해진다.

하지만 원 푸드 다이어트는 몸에 필요한 다른 영양소의 부족을 가져오기 때문에 보조적인 요법으로 하루에 한 번 정도 시행하는 것이 현명하다. 또한 검은 포도에는 철분이 많아 적혈구를 만들어내는 조혈 작용을 하기도 한다. 그리고 위에 부담을 주지 않으면서 아스피린보다 10배나 강한 소염 작용을 한다는 연구결과도 있다.

천주교의 미사에서 예수님의 피를 상징하는 포도주는 실제로도 '생명의 물'이라 불린다. 일사병으로 쓰러지거나 기절한 사람에게 포도주 한 모금을 먹이면 정신을 차리기 때문이다. 이는 포도의 단맛, 즉 포도껍질에 묻은 하얀 분말인 천연 당분 덕분이다. 링거주사로 알려진 포도당이 바로 그것이다. 일반 당분은 위에서 분해되어 포도당과 과당으로 변한 후 장에서 흡수되지만 포도에 든 포도당과 과당은 쉽게 소화 흡수되어 피로회복제로도 손색이 없다. 몸의 피로뿐만 아니라 눈의 피로에도 그만인데, 망막에서 빛을 감지해 뇌로 전달해 주는 로돕신 색소의 생성을 돕기 때문이다.

블루베리 _ 항산화제

블루베리는 1998년 미국 '이팅 웰 매거진(Eating Well Magazine)'에서 그 해의 과일로 뽑혔다. 블루베리는 항산화제의 챔피언들 중의 하나로 불릴 만큼 항산화 효과가 뛰어나다. 익히 알고 있는 안토시아닌과 다른 하나는 클로로제닉산 덕분이다. 클로로제닉산은 토마토와 고추 종류에 들어있는 항암 성분이다. 이 두 가지가 바로 블루베리가 아주 강력한 항산화 작용을 하도록 만든다.

블루베리는 일명 '브레인 베리(brain berry)'라고도 불리는데 강력한 항염 작용을 하는 시아니딘 색소를 갖고 있기 때문이다. 항산화 능력과 항염 작용이 두뇌를 치명적인 활성산소로부터 보호하기 때문에 두뇌의 노화를 막는다는 의미에서 브레인 베리라고 불리는 것이다.

블루베리는 잼이나 주스가 아닌 과육으로는 좀처럼 접하기 어렵다. 우리나라에서 나는 과일이 아닌 탓이다. 그래서 많은 이들에게 낯선 것이 블루베리이다. 하지만 어린 시절을 돌이켜 생각해보라. 산에 들에 흔하던 머루나 오디(뽕나무 열매)가 바로 블루베리의 사촌이다. 우리나라에서야 블루베리보다 오디나 머루, 앵두가 더 흔하지만 실제 연구가 이루어진 곳이 외국이다 보니 약간씩 차이가 있는 것이다.

물론 한국에서 자생하는 블루베리의 종류도 있다. 산 앵두나무, 정금나무 등이 그것인데 야생수종보다는 할인마트나 시장에서 손쉽게 접할 수 있는 블루베리주스나 오디를 가까이 접해보자. 심장 질환 예방은 물론 현대인의 적이라 해도 과언이 아닌 노화도 당당하게 물리칠 수 있다.

앞서 '포도' 부분에서 안토시아닌의 효능에 대해 언급했다. 뛰는 놈 위에 나는 놈 있다고 포도 뺨치는 것이 바로 블루베리이다. 포도에는 많아야 5가지 종류의 안토시아닌이 들어있지만 야생의 블루베리에는 무려 25~30가지의 안토시아닌이 들어있다.

특히 프테로스틸벤 성분은 LDL, 콜레스테롤과 중성지방을 낮추는 데 사용되는 약인 시프로피브라이트(ciprofibrate)와 같은 작용을 하는 반면 어지럼증이나 근육통과 같은 부작용은 없다.

탄닌도 포도와 같은 성분이다. 녹차, 감에 든 떫은맛이 바로 탄닌이다. 탄닌은 면역력을 증가시키고 노화방지에도 효과가 있으며 지방흡수도 막는다. 결과적으로 혈액순환을 도와주기 때문에 신진대사를 활발하게 하고 기초대사량을 높여주어 체지방을 줄이는 데 도움을 준다. 또한 혈액순환 장애로 인해 생기는 하지부종이나 손발의 저림 상태를 개선하는 데도 효과가 있다. 특히 블루베리의 탄닌 화합물인 프로안소시아니딘(proanthocyanidins)은 촉진(promotion) 단계에 있는 암에 대하여 효과적인 저해 작용을 발휘한다.

아직 동물실험 단계이지만, 노화를 막는 것을 넘어서 노화된 뇌를 되살리는 기능 또한 갖고 있다. 쥐 실험 결과 두 달 간 사람이 먹는 1컵 분량의 블루베리를 먹은 늙은 쥐들의 뇌에서 기억을 담당하는 부분의 뇌 세포들이 재생률이 높아진 데 이어 기억력도 좋아졌다.

한편 치매 증상이 나타나도록 유전적으로 조작한 쥐 역시 블루베리를 먹이면 미로 시험 성적이 정상 쥐들과 같아졌다. 이전에도 이미 블루베리의 어떤 성분들이 단기기억상실을 역전시킨다는 쥐 실험 결과가 보고된 바 있다. 일반 쥐들이 평균대 위에서 6초 가량 머무는 데 반해 블루베리를 먹은 쥐는 11초나 머물러 균형감각 또한 탁월함을 과시하였다.

물론 이는 모두 쥐 실험 결과로 사람에게도 반드시 같은 결과가 나타난다고 할 수는 없다. 하지만 블루베리에 든 항산화 물질이 노화를 유발하는 산화 스트레스를 차단해 강력하게 노화를 억제하는 것, 즉 젊음을 유지하게 하는 것만은 명백하다.

자두 _ 변비와 빈혈 치료

가공식품이나 이미 조리된 음식의 영양은 시간이 지날수록 파괴될 뿐이지만 어떤 야채나 과일은 조리를 하거나 시간이 흐를수록 영양이 더욱 풍부해지기도 한다.

토마토의 리코펜은 익히면 더욱 풍부해지며, 콩나물에는 콩에는 없는 비타민 C가 풍부하다.

자두 역시 마찬가지이다. 다른 과일에 비해 비타민이 적은 편이지만 말리면 비타민 A와 B, E가 상당히 많아진다. 말린 자두에는 안토시아닌은 기본, 우리 몸 속에서 비타민 A로 바뀌는 베타카로틴이 당근보다 100g당 무려 10%나 더 많이 들어있다. 베타카로틴을 비롯해 붉은 속살 곳곳에 숨은 카로티노이드 덕분에 항산화 작용으로 인한 노화방지와 암 예방에도 효과가 있고, 빈혈이 있는 사람이라면 다이어트도 해결하면서 빈혈 치료에도 효과를 얻을 수 있다. 그래서인지 서양에서는 프룬(prune)이라 불리는 마른 자두를 아침식사에 곁들이곤 했다.

  자두는 주스로도 애용된다. 푸른 주스는 변비 특효약으로 알려졌는데 어른 아이 할 것 없이 모두에게 효과적이며 과일이기 때문에 임산부도 안심하고 먹어도 된다. 식이섬유가 풍부하고 장운동을 활발하게 해 자연스럽게 변비를 해결하는 데 도움을 주기 때문이다. 말린 자두가 임산부에게 좋은 또 다른 이유는 칼슘과 철분이 다른 과일보다 월등히 많기 때문이다. 덕분에 골다공증과 빈혈 치료에도 도움이 된다.

  건강에만 이로운 것이 아니라 음식을 건강하게 보존하는 데도 효과적이다. 말린 자두는 육류에 세균 증식을 억제한다. 실험 결과 육류의 3% 정도의 적은 양만 넣어도 주요 음식 병원균인 대장균(E. coli 0157 : H7), 살모넬라, 리스테리아, 포도상 구균의 증식을 억제하는 효과가 있는 것으로 나타났다. 지방의 산화 작용 또한 억제한다.

  물론 항균 작용을 하는 먹을거리가 자두 하나뿐인 것은 아니다. 마늘, 계피 등도 고기류의 음식 병원균을 죽이는 데 효과가 있지만 향이 강해 고기 자체의 맛을 바꾸는 경우도 있다. 하지만 말린 자두는 음식의 맛을 그대로 유지시키는 장점이 있다.

이처럼 보라색 먹을거리들은 혈액순환 장애가 있거나, 고혈압, 고지혈증 환자들에게 큰 도움이 되며 특히 변비가 있어 아랫배가 많이 나오는 비만 환자에게 더욱더 효과적이다.

가지 _ 발암물질 억제

수수께끼 하나, 달걀나무(egg plant)는 무엇을 말하는 것일까요? 첫 번째 힌트, 보라색. 두 번째 힌트, 야채. 세 번째 힌트, 오이처럼 흔하다. 과연 정답은 무엇일까? 눈치가 빠른 독자라면 대번에 가지인 것을 짐작했을 것이다. 이 장의 소제목이 가지이니까.

우리나라 사람들에게는 보라색에 길쭉한 가지가 익숙하지만 유럽에 처음 소개된 가지는 흰색에다 자루도 짧아 영락없는 달걀 모양이었다고 한다.

기실 가지는 얼마 전까지만 해도 보잘 것 없는 채소 중 하나였다. 진한 보랏빛이 탐스럽기는 해도 오이처럼 싱그러운 것도 아니며 당근처럼 향긋한 것도 아니고 퍽퍽한 속살만큼이나 영양 면에서도 별 볼일 없기 때문이다. 그러나 영양 성분이 문제가 아니라 바로 그 색이 문제였다.

가지의 보라색 색소는 안토시아닌의 한 종류인 '나스닌'(자주색)과 '히아신'(적갈색)이 만든 것이다. 일본 농림성에서 가지, 시금치, 브로콜리 추출물에서 비타민 C와 해독 작용이 있는 시스테인을 제거한 후 발암물질 억제 효과를 조사한 결과 가지가 가장 큰 억제율을 보였다. 더욱이 뽀빠이의 힘의 원천인 시금치, 헬리코박터 파이로리균의 천적인 브로콜리와의 차이도 월등히 큰 것으로 나타났다.

또 다른 연구에서는 가지 추출액이 8종류의 암세포 증식을 억제하는 것이 확인되었는데, 그 중에서도 난소암 세포 증식을 가장 효과적으로 억제했다고 한다. 가히 놀랍지 않은가.

놀라움은 여기에서 그치지 않는다. 나스닌과 히아신은 지방질을 잘 흡수하고 혈관 안의 노폐물을 용해, 배설시키는 성질이 있어서 혈중 콜레스테롤 상승을 억제한다. 다시 말해 기름지고 느끼한 음식과 함께 먹으면 혈중 콜레스테롤 수치가 높아지는 것을 막을 수 있다는 뜻이다. 그러므로 가지는 반드시 껍질을 먹어야 한다. 다른 어떤 야채와 과일 역시 마찬가지이긴 하나 특히 가지의 뛰어난 항암 효과는 모두 껍질에 몰려 있으니 말이다.

하지만 양지가 있으면 음지도 있는 법. 나스닌과 히아신이 기름기를 잘 흡수하는 바람에 기름으로 조리하면 칼로리가 꽤 높아져서 튀긴 감자 못지않은 고열량 식품이 될 수 있다. 따라서 기름을 사용할 경우에는 건강에 좋은 올리브 오일을 쓰거나 지방을 뺀 우유를 가지고 살짝 데쳐 요리하는 것이 좋다.

가지에는 스코폴레틴(scopoletin)과 스코파론(scoparone)이라는 경련억제 성분이 함유되어 있어 진통을 위해 사용되기도 하며, 항암작용을 하는 폴리페놀 성분도 풍부하다. 이뇨 작용을 하여 몸이 잘 붓는 사람이나 고혈압 환자에게도 아주 유익하다. 또한 인삼에 들어있는 사포닌도 많이 함유하고 있다.

사포닌은 항알르레기·항산화·항염 작용을 하며, 장에서 콜레스테롤 및 담즙과 결합하여 몸 밖으로 내보내 혈액 속의 콜레스테롤을 낮춰주기 때문에 비만 치료 및 예방에 효과가 있다. 게다가 사과껍질에 많은 펙틴 성분도 지니고 있다.

펙틴 역시 콜레스테롤을 떨어뜨리고 대장의 유산균의 먹이가 되어 유산균을 잘 자라도록 도와주므로 변비도 없애고 대장암 예방에도 도움이 된다.

가지는 칼로리가 100g당 16kcal밖에 안 되고 수분이 무려 94%나 된다. 따라서 가지는 다이어트 식품으로 아주 유용한 음식이다. 또한 다른 채소에 부족하기 쉬운 엽산이 약 16μg을 지니고 있고 칼륨도 210mg이나 지니고 있다.

요리를 할 때 가지의 떫은맛을 제거하기 위해서 소금을 미리 뿌리는 경우가 있는데 이때는 건강에 좋은 사포닌의 효과를 중화시키기 때문에 좋지 않다. 대신 물에 잘 헹구어 조리하면 떫은맛을 없앨 수 있다. 대부분의 식물성 식품은 가열하면 영양 성분이 파괴되지만 가지의 암 억제 성분은 가열해도 보존되며, 특히 꼭지와 껍질에 많으므로 어느 한 부분도 버리지 말고 먹는 것이 좋다. 하지만 가지의 잎은 독성이 강하므로 절대로 먹어서는 안 된다.

검정 | 노화를 예방하는 음식
핵심 푸드 : 검은 콩, 검은 깨, 검은 쌀, 메밀

검은 콩 _ 신장 기능 강화

블랙 푸드의 핵심 역시 안토시아닌이다. 퍼플 컬러의 비법이 어떻게 블랙 푸드에 적용되는지 의아하겠지만 안토시아닌은 붉은색, 푸른색, 자주색 계열의 색소들과 관련이 있다. 안토시아닌이 진하게 쌓이면 검은색이 된다. 검은 콩이나 검은 쌀과 함께 밥을 지으면 붉은빛이 밥 전체에 물든다. 그것이 바로 안토시아닌의 영향때문이다.

앞에서는 안토시아닌이 콜레스테롤을 낮추고 심장과 혈관을 튼튼히 해줌을 계속 강조했다. 그것이 안토시아닌의 한 면이라면 다른 한 면은 노화방지이다. 활성산소의 축적을 막아 세포가 산화되는 것, 즉 늙는 것을 막아 젊음을 유지시키는 것이 바로 안토시아닌이다. 검은 콩과 검은 깨를 오랫동안 꾸준히 먹으면 흰 머리도 검어진다는 민간요법이 전해지는 것도 안토시아닌의 파워 덕분이다.

검은 콩의 여러 가지 효능 중 특히 강조하고 싶은 것은 체중 감소 효과이다. 한양대 연구진이 쥐 먹이에 검은콩 펩타이드(아미노산 결합체)를 첨가했더니 4주 만에 체중이 27%까지 감소하였다. 중성지방과 총 콜레스테롤의 농도도 25%까지 감소한 반면 몸에 이로운 혈청 중 HDL-콜레스테롤은 증가했다. 게다가 지방을 분해하고 대장 기능을 원활하게 해 노폐물 제거에 효과적인 사포닌도 풍부하다.

한방에서는 검은 콩을 서리태라 하여 약재로 사용한다. 한의학의 고전 『본초강목』에도 '검은 콩은 신장을 다스리고 혈액순환을 활발히 하며 모든 독을 푼다' 고 나와 있다. 실제로 신장계통이 약한 사람은 신진대사가 원활하지 않아 몸에 여분의 수분이나 지방이 쌓이게 되는데, 검은 콩을 먹으면 신장의 기능이 활발해져 수분과 지방이 축적되지 않는다. 자연히 비만 해소에 도움이 된다.

초콩(식초에 재운 검은 콩)을 먹고 살을 뺐다는 사람들의 체험이 일리가 있는 셈이다. 콩은 좀처럼 소화가 잘 안 되는데 식초의 초산이 콩의 지방질을 분해하고 위산 분비를 촉진하기 때문에 초콩은 영양 성분을 흡수하기에도 유리하다.

하지만 아무리 좋다 한들 식사대용으로 먹는 것은 무리가 있다. 아무리 좋은 식품일지라도 한 가지만 지나치게 섭취하면 미량의 독이 체내에 쌓여 반드시 몸에 무리가 온다.

검은 콩에는 인이 풍부해서 칼슘이 풍부한 식품과 함께 먹으면 인과 칼슘이 결합해 소변을 통해 빠져나가기 때문에 도움이 안 된다. 하지만 콩에 있는 이소플라본 성분이 여성의 호르몬인 에스트로겐과 같은 역할을 하여 칼슘이 뼈에 잘 정착되도록 도와주기 때문에 칼슘이 많은 식품과 콩은 식사 때를 달리하여 먹는다면 골다공증 예방에 도움이 된다.

검은 콩도 콩인지라 껍질만 검을 뿐 속까지 검지는 않다. 그렇기 때문에 반드시 껍질 채 섭취해야 한다. 안토시아닌은 물론 다른 콩에는 없는 글리시테인이라는 항암물질이 껍질에 풍부하기 때문이다. 어느 콩에나 들어있는 식물성 여성호르몬인 이소플라본 역시 풍부하다. 다만, 하양 푸드 편에 콩이 언급되므로 이소플라본의 효능에 대해서는 그때 살펴보기로 하자.

검은 깨 _ 노화방지

사실 꽃미남 열풍은 지금보다 신라시대에 더했다. 신라왕조를 지탱했던 화랑(花郞)들은 외모는 물론 집안과 능력까지 뛰어난, 그 자체로 꽃이었다. 게다가 출세까지 보장받지 않았는가. 그런 화랑들이 수련할 때 반드시 먹는 것이 있었으니 그것이 바로 검은 깨이다. 곡식 중 가장 좋다고 해 거승(巨勝)이라고도 불리는데, 수술 환자의 회복식으로 자주 찾는 것도 바로 검은깨죽이다. 뼈를 튼튼하게 하고 오장의 기능을 원활하게 한다는 것이 그 이유이다. 필자 생각에는 진시황제가 찾아 헤맸던 불로장생의 명약이 바로 검은 깨, 흑임자가 아닐까 싶다.

깨는 식물성 지방 덩어리이다. 실로 깨알만한 열매들을 모아 짜면 고소한 참기름, 들기름이 나오니 말이다. 무릇 기름은 오래 두면 찌들게 마련인데 참기름은 이 같은 산패(酸敗)현상이 일어나지 않는다. 깨의 항산화 효과가 눈에 보이는 것이다. 깨 특유의 항산화 물질인 세사미놀이 산화를 강력하게 억제하기 때문이다. 실제로 세사미놀은 인체에서도 콜레스테롤 수치를 낮추고 노화를 막는다.

그런데 노화방지 성분으로 똘똘 뭉쳤다는 참깨보다 더욱 귀하고 더욱 알아주는 것이 바로 검은 깨이다. 검은 깨에는 일반 깨보다 더 강력한 항산화 물질인 M-100이 있어 노화방지는 물론 세포의 DNA가 상처를 받는 단계와 세포가 종양으로 변하는 단계에서 세포변이를 차단해 발암을 원천봉쇄한다. 검은색의 기본인 안토시아닌이 함유되어 있는 것은 물론이다.

그러나 무엇보다 검은 깨가 효과적인 사람은 귀밑머리에 하얀 새치가 돋아 서러운 중년층이다. 강력한 항산화 효과 때문에 검은 깨를 꾸준히 먹으면 흰 머리 가득한 중년의 나이에도 검은 머리가 새로 난다.

게다가 깨에는 단백질 또한 풍부하다. 검은깨의 단백질은 머리카락의 주성분인 케라틴의 원료로, 두피에 영양을 주어 머리카락이 많이 빠지는 것을 막아주며 혈중 콜레스테롤 수치도 떨어뜨려 준다. 레시틴 성분은 뇌를 이루는 성분으로 정신노동을 하는 이들에게 좋다.

동물성 지방과는 달리 깨의 기름은 리놀산이나 올레인산 등 불포화지방산이어서 콜레스테롤 수치를 떨어뜨리고 혈액순환을 도와 동맥경화 예방에도 효과적이다.

중년의 머리칼을 보호한다면 노년층에서는 피부를 보호한다. 풍부한 인지질 성분과 비타민 E(토코페롤)가 들어 있어 피부를 건강하고 촉촉하게 만들어 주기 때문이다. 나이가 들면 피부에 유수분이 부족해서 피부가 허옇게 뜨고 가렵기 마련인데 검은깨를 꾸준히 먹으면 피부 건조증이 완화된다.

그렇다고 젊은이들은 검은 깨를 먹지 말라는 말은 아니다. 집어들기조차 어려울 정도로 작지만 칼슘도 많이 들어 있어 치즈의 2배,

우유의 11배나 된다. 인, 철분 등 다른 무기질도 풍부하다. 따라서 성장기 아이는 물론 뼈에 무리가 가기 쉬운 여성들에게도 좋은 완전식품이다. 다만 중년층, 노년층이 많이 섭취하면 나이 드는 서러움이 차츰 줄어들 것이라는 뜻이다.

하지만 검은 깨는 통째 먹으면 소화가 안 되고 거의 흡수가 되지 않는다. 가장 좋은 방법은 먹을 당시에 살짝 볶아서 바로 갈아서 먹거나 소스로 이용해 먹거나 음료로 만들어 먹는 것이다. 고기 기름장에 검은 깨 가루를 넣는 것도 괜찮다. 고기의 누린 맛을 없애줄 뿐 아니라 고기의 고소함을 더해준다.

검은 쌀 _ 간 질환 치료

명품 중의 명품에는 블랙라벨이 붙는다. 같은 브랜드의 제품일지라도 제품의 가치에 따라 등급이 달라지는데 그 중 최고급 제품만이 블랙라벨을 얻을 수 있다. 기품 있고 단정하며 변하지 않는 검은색의 이미지가 최고급품과 잘 어울리기 때문이다. 밥상의 기본인 쌀의 블랙라벨은 바로 검은 쌀, 흑미이다.

장수미, 약미라 불리는 검은 쌀이 블랙라벨인 첫 번째 이유는 그 희소성에 있다. 수많은 가짜들이 판을 치고 대중을 겨냥한 프레스티지 상품이 트렌드라 해도 명품의 첫 번째 조건은 역시 희소성이다. 명품 중에서도 블랙라벨이니 그 희소성은 두말할 필요가 없을 것이다. 검은 쌀을 아주 조금, 5% 정도만 섞어도 흰 쌀밥을 검붉게 물들인다. 아무리 조금이어도 남다른 파워를 갖고 있다는 것, 그것이 바로 명품의 힘이다.

두 번째 이유는 그 성분에 있다. 안토시아닌이 풍부해 흰머리마저 검은빛으로 되돌려 놓는다는 검은 콩보다 안토시아닌이 무려 4배나 더 풍부한 것이 바로 검은 쌀이다. 안토시아닌의 효과는 앞서 충분히 학습했으니 넘어가도록 하자.

블랙 푸드의 기본인 안토시아닌뿐만 아니라 철·칼슘·아연·망간·셀레늄 등 미네랄과 단백질, 비타민 B군이 일반 쌀의 5배나 된다. 특히 임신 중인 태아에게 꼭 필요한 엽산은 백미보다 무려 10배 이상 많다(백미 2.2㎍, 흑미 20㎍). 나트륨을 배출하고 혈압과 마음을 안정시켜주는 칼륨 역시 백미보다 10배 이상 풍부하다(백미 25mg, 흑미 276mg). 특히 간세포 파괴를 억제하고 활성화를 돕는 셀레늄이 풍부해 술을 즐기거나 간염, 간경화 등 간 질환이 있는 사람에게 도움이 된다.

검은 쌀에 함유된 효모는 콜레스테롤 수치를 낮춘다. 검은 쌀을 꾸준히 먹으면 풍부한 미네랄 덕분에 빈혈이 절로 사라지는데 임신 중 빈혈에 매우 효과적이다.

다만 칼로리는 검은 쌀이 조금 더 높다. 100g당 열량이 검은 쌀은

352kcal인데, 반해 흰 쌀은 146kcal로 검은 쌀이 2배 정도 열량이 높다. 하지만 식이섬유 함량은 오히려 9배 이상 높아서(흰 쌀 0.1g, 검은 쌀 0.95g) 오히려 적게 먹게 되고 당 지수 또한 낮다. 이것이 흑미가 다이어트에도 도움이 되는 이유이다.

과일은 껍질째 먹는 것이 좋다고 아무리 강변해도 어느덧 껍질을 벗겨낸 말끔한 과일, 도정된 부드러운 쌀, 달콤하고 편리한 인스턴트 식품에 길들여진 것이 현대인의 몸이다. 자연히 에너지 대사와 활력을 내는 데 꼭 필요한 미량 원소들이 부족해 쉽게 지치고 피로하며 신경질적이 되기도 한다.

이를 해결할 수 있는 것이 바로 검은 쌀이다. 입에 거친 과일껍질을 애써 꾹 참으며 먹지 않아도, 비싸고 구하기 힘든 보양식을 애써 찾지 않아도, 늘 먹는 밥에 조금만 놓아 먹으면 몸에 필요한 영양분을 모두 섭취할 수 있는 것은 물론 항암, 노화방지 효과까지 얻을 수 있기 때문이다.

검은 쌀로 밥을 지을 때는 약간 붉은 기가 돌게 하고 찰기가 있게

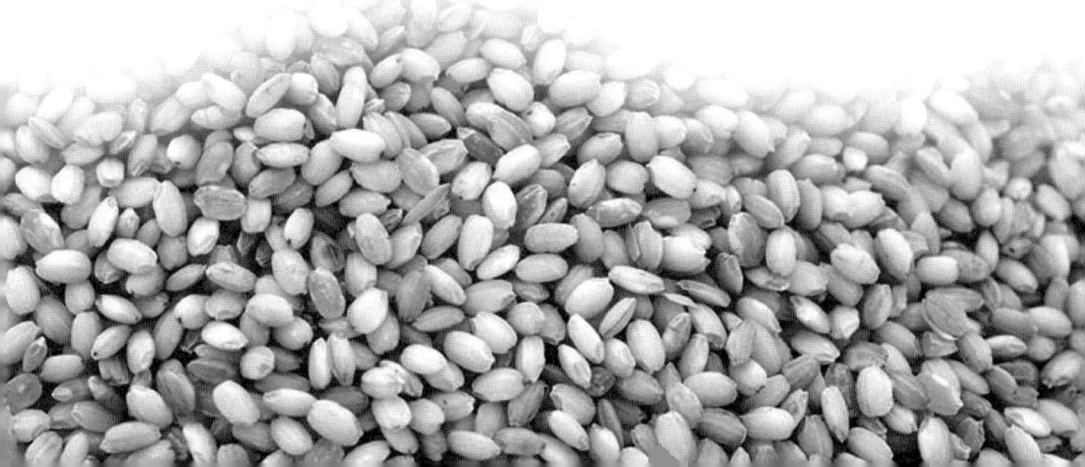

하는 것이 좋다. 검은 쌀은 현미상태로 넣는 것이기 때문에 너무 많이 넣으면 밥에 찰기가 없어지므로 밥맛을 살리려면 조금만 넣도록 한다. 게다가 미네랄이 풍부한 탓에 너무 많이 먹으면 신장에 무리를 줄 수도 있으므로 적게 먹는다. 유의할 것은 안토시아닌이 수용성이므로 물에 오래 불리지 않아야 한다는 것이다.

메밀_모세혈관 강화

메밀을 즐겨먹는 네팔의 산악 민족인 타칼리족은 고혈압 환자가 거의 없다. 메밀이 자외선에 맞서기 위해 만들어내 껍질에 쌓아둔 루틴 덕분이다.

비타민 P라 불리기도 하는 루틴은 자외선을 많이 받은 꽃 〉 잎 〉 뿌리 순으로 많이 들어있는데 모세혈관을 확장시켜 혈액순환이 잘 되게 하며 또한 모세혈관을 튼튼하게 만들어 뇌졸중이나 멍이 잘 드는 것을 예방한다.

흔히 얼굴빛이 좋지 않은 이를 보고 혈색이 좋지 않다고 말한다. 혈액순환이 잘 안 되면 손발이 차며 피부가 칙칙해지고 안색 또한 좋지 않게 마련이다. 그것은 적혈구가 온몸 구석구석 고루 돌아다녀야 혈색이 좋은데 그렇지 못하기 때문이다. 이유인즉 적혈구는 모세혈관보다 큰 탓이다. 그럼 어떻게 모세혈관 속을 돌아다니는 것일까?

모세혈관이 깨끗하고 탄력이 있다면 문제없다. 그러나 현대인들이 좋아하는 동물성 지방과 음주, 흡연은 모세혈관을 막히게 하거나 딱딱하게 만들기 쉽다. 결국 적혈구가 제대로 돌지 못하니 혈색이 좋지 않고 혈압도 올라가게 된다.

특히 겨울철에 뇌출혈을 일으키는 사람이 더 많은 것은 추운 날씨 탓에 모세혈관의 혈액순환이 평소보다 더욱 원활하지 못한 탓이다. 이럴 때 도움이 되는 것이 바로 메밀이다. 거뭇거뭇한 루틴이 모세혈관을 깨끗하게 청소하고 확장시키기 때문이다. 추운 겨울에 메밀묵이 더욱 당기는 것은 건강을 배려한 자연의 이치였는지도 모른다. 송송 썬 김치와 묵을 가지런히 올린 후 따뜻한 육수를 부은 묵밥 한 그릇이면 시베리아 동장군도, 뇌출혈 위험도 물리칠 수 있다.

한편 메밀 막국수는 여름에 제격이다. 소면보다 다소 깔깔한 메밀국수는 비지땀을 흘리는 여름에 먹어야 더 시원하다. 그런데 메밀국수를 끓일 때는 면 삶은 국물을 버리지 말고 요리에 이용하는 것이 좋다. 루틴과 비타민 B_1이 수용성인 탓이다.

국내외 연구진의 연구결과에 의하면 당뇨병에도 도움이 된다. 캐나다에서는 당뇨병을 가진 쥐(rats)에게 메밀 추출물을 공급했더니 혈당이 12~19% 정도 떨어졌다고 한다. 카이로-이노시톨(chiro-inositol) 덕분인데 다른 식품에서는 이 성분이 드물게 발견되지만 메밀에서는 비교적 높은 양이 들어있는 것을 발견한 것이다.

또한 중국에서는 메밀을 주식으로 하는 주민들의 혈당치가 메밀을 먹지 않는 사람들에 비해 현저히 낮은 것은 물론 고혈당과 당뇨병 발생률도 낮은 것으로 나타났다. 메밀을 먹는 지역 주민은 고혈당과 당뇨병 발생률이 각각 1.6%와 1.88%인데 비해 메밀을 먹지 않는 지역 주민은 각각 7.33%와 3.84%로 훨씬 높게 나타났다. 혈당을 낮추는 음식은 많이 먹어도 인슐린 호르몬이 적게 분비되어 지방으로 저장되는 양이 적으므로 다이어트에도 도움이 된다.

백내장, 망막증, 신경증, 족부증 등 당뇨 합병증에도 메밀은 효과적이다. 한국식품개발연구원의 김윤숙 박사에 의하면, 메밀추출물이 당뇨병 합병증의 원인이 되는 생체 내 반응(단백질 당화)을 억제하는 데 기존의 당뇨 합병증 치료제인 아미노구아니딘보다 훨씬 효과가 있다고 한다.

사실 요즘에는 메밀을 통째로 갈아서 뽑은 국수를 찾기 힘들다. 고운 흰색이 나라고 겉껍질과 중간껍질을 전부 까버린 탓이다. 다행히도 메밀은 배아가 중간 껍질보다 안쪽에 있어 깎아내도 배아를 버리는 법은 없다. 하지만 루틴은 손실되고도 남으니 가능하면 검은빛이 많이 나는 국수를 먹도록 하자.

하양 | 콜레스테롤을 낮추는 음식
핵심 푸드 : 콩, 흰 야채, 양파, 마늘

콩_ 중성지방 제거

한국인의 힘인 장류, 즉 된장 · 간장 · 고추장이 건강에 좋은 이유가 무엇이냐고 물으면 모두들 발효식품이기 때문이라고 말한다. 맞는 말이다. 그런데 한 가지 간과한 것이 있다. 바로 콩으로 만든 발효식품이기 때문이다. 장의 재료는 바로 콩을 삶아 만든 메주인 것이다.

이제는 진부하게 느껴지는 '밭에서 나는 쇠고기'라는 별칭 때문에 콩은 단백질이 풍부한 식품 정도로만 생각한다. 그러나 콩으로 만든 메주와 장류는 알게 모르게 노화를 방지하는 기능까지 해왔다.

콩에는 천연 여성호르몬인 이소플라본이 풍부해 갱년기 증상을 앓는 중년 여성들에게 좋다. 골다공증이나 유방암 예방에 효과적이며 안면홍조와 같은 갱년기 증상도 어느 정도 덜어준다. 콩은 정자 생성을 촉진하는 라이신과 아르기닌, 글루타민산 등이 풍부하게 들어있어 스태미나 식품으로도 손색이 없다.

인삼의 영양 성분으로 알려진 사포닌도 풍부하다. 두부나 메주를 만들기 위해 콩을 씻다보면 거품이 이는데 이것이 바로 사포닌 때문이다. 사포닌은 면역 기능을 증대시켜 항암 효과를 하는 한편 간 기능을 회복하고 신진대사를 촉진해 피로감을 없애준다. 특히 사포닌과 코린이 만나면 술이나 기름진 음식으로 인한 지방간의 지방을 녹이는 데 탁월하다. 사포닌은 비만 해소에도 도움이 된다.

한편 콩 펩타이드는 혈압을 일으키는 ACE(안지오텐신 전환 효소)를 막고 비만에 수반되는 혈소판의 응집을 막아줘 비만이 원인인 동맥경화, 고혈압, 뇌졸중 등을 예방하는 데에도 도움이 된다. 펩타이드는 단백질의 중간 단위로 아미노산 덩어리이다. 하지만 사포닌을 지나치게 많이 섭취하면 요오드가 빠져나가기 쉽다. 김이나 미역 등 해조류와 함께 먹으면 요오드를 보충할 수 있으며 콩 단백질이 해조류에 풍부한 철분의 흡수를 도와 일석이조의 효과를 얻을 수 있다.

콩기름을 짜는 데서도 알 수 있듯 콩에는 지방도 풍부하다. 지방이 풍부하다면 살이 찌는 것이 아닐까? 걱정할 필요가 없다. 토코페롤이라 불리는 비타민 E는 피부재생을 돕고 임신유지에도 도움이 된다. 레시틴과 리놀산은 몸 안에 쌓인 콜레스테롤을 녹여 몸 밖으로 배출하고, 혈관을 튼튼하고 유연하게 만들어 동맥경화, 심장병, 뇌졸중 등을 예방하며 노화를 방지해 준다.

여기서 잠깐, 레시틴에 주목해야 한다. 레시틴은 세포막 구성 성분의 하나이다. 세포를 둘러싼 채 영양을 공급하고 노폐물을 배출하는 세포막이 없다면 세포는 존재할 수 없고 그렇다면 60조 개 이상의 세포로 구성된 인간도 살아있을 수 없다. 다른 세포는 물론 뇌 세포 역시 제대로 기능을 할 수가 없다. 특히 신경전달물질을 만드는 데 일조하는 레시틴이 없다면 뇌에 피로가 누적되어 둔하고 굼뜨며 짜증 가득한 사람이 될 것이다. 실제로 레시틴이 부족한 노인에게 치매가 생길 확률이 높다.

검은 콩이 그렇듯 흰 콩 역시 싹을 틔우면 비타민 C가 풍성해진다. 콩나물 무침 한 접시(약 200g)에는 어른이 하루에 필요한 비타민 C의 반 정도가 들어있을 정도로 풍부하며, 숙취 해소에 좋은 아스파라긴산도 풍부하다.

하지만 콩은 조직이 단단해서 원상태로는 70%도 소화되기 어렵다. 한편 날콩에는 단백질 분해효소인 트립신을 방해하는 물질이 있어 날로 먹으면 췌장이 비대해질 수도 있다. 그러므로 반드시 익혀 먹어야 한다. 특히 콩을 갈아 두부를 만들면 소화율이 95% 이상으로 높아져 맛은 물론 영양까지 알뜰히 섭취할 수 있다.

흰 야채_ 위점막 보호

양배추, 배추, 무, 오이 등 흰 야채는 위암 예방 효과가 탁월하다. 일본 국립암센터의 연구에 의하면 흰 야채를 일주일에 한 번 이상 먹는 사람은 거의 먹지 않은 사람에 비해 위암 위험이 52%나 낮았다.

반면 당근, 호박 같은 적황색 야채를 먹는 사람은 위암 위험 감소율이 36%로 흰 야채보다는 효과가 다소 떨어지는 것으로 나타났다. 이는 흰 야채 속의 비타민 U와 비타민 K가 점막을 보호하고 출혈을 멎게 하며 소화효소 또한 많이 들어있기 때문이다.

우선 배추부터 차근차근 살펴보자. 사스마저도 물리친 김치의 놀라운 항암·항균 효과의 한 축이 바로 배추이다. 배추에 풍부한 비타민 C는 세포 손상을 막고 저항력을 증강시켜 감기 예방에 탁월하다. 배추에 든 비타민 C는 양도 풍부하려니와 국을 끓이거나 소금에 절여도 다른 야채에 비해 파괴되는 양이 적다.

배추에 함유된 식이섬유는 대장(大腸)을 청소해 변비와 대장암 예방에 도움이 된다. 배추를 국으로 끓이면 구수하고 단맛이 나는데 이는 아미노산의 일종인 시스틴과 흰 줄기 부분에 당이 많기 때문이다. 한편 배춧잎의 노란 부분에는 카로틴이, 푸른 부분에는 엽록소가 풍부하다.

배추가 우리나라에 처음 소개되었을 때는 식품이 아닌 약품으로 여겨졌다. 1417년에 간행된 『향약구급방(鄕藥救急方)』에는 다양한 생활상비약으로 소개되어 있다. 화상을 입거나 손가락 끝에 염증이 생겨 곪거나 손톱이 빠지기도 하는 생인손을 앓을 때는 배추를 데쳐서 상처부위에 붙였으며, 옻독이 올라 가려울 때는 배추의 흰 줄기를 찧어서 즙을 낸 다음 발랐다고 한다.

무는 천연 소화제나 다름이 없다. 선조들은 밥이나 떡, 국수 등을 먹고 체했을 때 생무 또는 무즙을 먹곤 했다. 소화효소인 아밀라아제를 비롯해 몸 속에서 해로운 작용을 하는 과산화수소를 물과 산소로 분해하는 카탈라아제 등의 효소를 골고루 갖춘 덕에 탄수화물 위주인 한국인의 식생활에서 천연 소화제 노릇을 해왔다.

생선회 밑에는 항상 무채가 깔리곤 하는데 이 역시 무의 효소가 식품의 산도를 중화시켜 주기 때문이다. 비타민 C도 풍부한데 속보다는 껍질에 더 풍부하므로 껍질을 벗겨내지 말고 깨끗이 씻어서 통째로 요리하는 것이 좋다.

배추와 무가 주재료인 백김치는 흡연자나 평소 기침이 잦고 목이 간질거리는 사람에게 특히 좋은 반찬이다. 배추와 무 모두 비타민 C가 풍부한데다 해독·거담 작용이 뛰어나다.

오이는 칼륨 성분이 염분과 노폐물을 배설해 피부를 맑게 한다. 팩을 하면 미백 효과가 있으며 햇볕에 그을린 피부를 가라앉히는 데도 효과적이다. 수분이 갈증 해소에 탁월한 반면, 제때 빠져나가지 못하고 몸 안에 쌓인 수분이나 노폐물은 배설하게 해 몸을 맑게 하고 부종을 예방한다. 혈압의 원인인 나트륨이 배설되니 혈압을 낮추어주는 효과도 있다.

양배추는 위와 십이지장에 가장 좋은 야채이다. 비타민 U와 K 때문인데, 비타민 U는 상처난 점막이 빨리 회복되도록 하며, 비타민 K는 궤양으로 인한 출혈을 막는 효과가 있다. 또한 백혈구의 작용을 활성화시켜 암세포와 직접적으로 싸우는 TNF(종양괴사인자)의 분비를 촉진한다. 스트레스가 많아 자주 속이 쓰린 사람이라면 양배추를 곁에 두고 꾸준히 먹는 것이 좋다.

화이트 푸드에서 빼놓을 수 없는 것이 바로 버섯이다. 송이버섯이나 상황버섯처럼 비싸고 귀한 버섯이 아니더라도 표고버섯이나 느타리버섯처럼 슈퍼마켓에서 쉽게 살 수 있는 것들도 항암 효과를 내며, 암 치료 중의 구토·설사에도 좋다.

버섯이 공통으로 갖고 있는 β-글루칸이라는 다당류가 인체 고유의 면역력을 증진시켜 암을 예방하고 암세포가 자라는 것을 억제한다. 활성산소를 제거하는 항산화 작용은 기본이다. 덕분에 스트레스를 해소하고 노화까지 늦춰준다.

버섯은 부족하기 쉬운 비타민 B군과 칼슘 흡수를 촉진하는 프로비타민 D 공급원으로도 유용하다.

새송이버섯은 모양이나 맛이나 송이버섯과 비슷하다. 비타민 C는 느타리버섯의 7배, 팽이버섯의 10배로 매우 높고, 양질의 단백질과 비타민 B_2, D가 풍부해 영양 면에서도 값비싼 송이버섯의 대용으로 손색이 없다. 느타리버섯은 비타민 D_2의 모체인 에르고스테롤을 많이 함유하고 있어 고혈압과 동맥경화 예방 및 치료에 효과가 뛰어나다.

어떤 음식이든 꼭꼭 씹어서 천천히 먹는 것이 좋은데 특히 버섯은 충분히 씹어서 삼키면 입 속에서 타액과 섞이면서 유효 성분이 더 잘 흡수돼 항암 효과를 상승시킨다.

양파_ 당뇨병 도우미

프렌치 패러독스의 주역이 포도주라면 차이니즈 패러독스의 주역은 양파이다. 물론 차이니즈 패러독스란 말은 없다. 필자가 지어낸 말이지만, 중국인 역시 프렌치 패러독스와 유사하게도 대부분의 음식을 기름에 튀겨 먹음에도 불구하고 의외로 심장병에 잘 걸리지 않는다. 중국집에 가면 춘장과 늘 함께 나오는 양파 덕분이다.

양파는 콜레스테롤이 활성산소에 의해 산화되는 것을 막아 동맥경화 등 혈관 질환 예방에 효과가 있다. 실제로 튀김을 한 기름에 양파를 튀긴 후 보관하면 갈변하고 끈적거리는 산화현상이 더디게 나타난다. 몸 속의 지방질인 콜레스테롤은 비만을 예방하는 데도 도움이 되며 또한 췌장을 활성화시키는 성분이 들어있어 당뇨병 환자에게 혈당을 낮추는 데도 큰 도움이 된다. 따라서 필자가 비만 환자와 당뇨병 환자에게 꼭 권유하는 음식

중의 하나가 바로 양파와 토마토와 풋고추이다. 간의 해독 작용을 돕고 발암물질을 배출하는 데도 탁월하기 때문이다.

양파의 주황색 껍질에 많은 퀘르세틴도 활성산소를 억제해 동맥경화 예방에 도움이 되며 꽃가루 알레르기나 알레르기성 피부염에 대한 항염증 작용을 한다. 또한 백내장과 심장 질환에 대해서도 보호 효과를 갖는 항산화 물질이다.

최근에는 퀘르세틴이 골밀도가 낮아지는 것을 막아 골다공증 예방에 효과적이라는 연구결과도 나오고 있다. 일본에서 난소를 제거한 쥐에게 퀘르세틴이 든 먹이를 주었더니 골밀도가 정상 쥐와 거의 같아졌다.

난소를 제거하면 여성호르몬 분비가 원활하지 않아 골밀도가 떨어지기 더 쉽다. 폐경기 이후 여성호르몬 분비량이 줄어든 여성이 골다공증에 걸리기 더 쉬운 것과 같은 이치이다. 스위스에서도 양파를 먹은 쥐들이 뼈에서 미네랄이 빠져나가는 골 흡수가 크게 줄어드는 것으로 나타났다. 퀘르세틴은 양파의 바깥 껍질일수록 풍부하게 들어 있으므로 되도록이면 바깥 껍질을 적게 벗기고 요리하는 것이 좋다.

셀레늄도 풍부하다. 비타민 C만큼이나 강력한 항산화제인 셀레늄은 우리 토양에는 부족한 것이 사실이다. 하지만 자주 먹는 양파에 풍부하니 토양 조건에 관계없이 충분히 섭취할 수 있다.

이탈리아에서는 양파를 많이 썰면 미인이 된다는 이야기가 전해

내려온다. 양파를 썰면 자연적으로 눈물이 나게 되는데 눈물을 참으려고 눈에 힘을 주다보면 눈이 커지고 주르륵 흐르는 눈물이 눈을 더 맑게 만들어주기 때문이라고 한다.

실제로 눈이 아름다워지는지는 알 수 없으나 양파를 많이 썰면 건강해지는 것만은 확실하다. 어쨌거나 양파를 썰면 눈물이 나는 이유는 양파의 매운 성분인 유황아릴 때문이다. 유황아릴은 강력한 항산화제로 간의 해독을 도와 피로회복에 도움이 된다.

특히 냄새가 강한 양파일수록 암 예방에 더욱 강력한 효과를 발휘한다. 냄새가 강한 양파일수록 활성산소의 분탕질을 무효화하기 때문이다. 양파를 비롯해 마늘, 골파 등 파 종류를 많이 먹으면 전립선암을 50~70%까지 예방할 수 있다는 연구결과도 있다.

재미있는 것은 눈물 콧물을 다 자아내는 지독한 매운 맛이 오히려 신경을 안정시켜 불면증이나 신경쇠약 치료제로 쓰인다는 점이다. 선조들은 불면증이 있을 때 생양파를 베개 밑에 놓아두곤 했단다. 게다가 양파에는 칼슘과 철분도 풍부한데 이 역시 마음을 안정시키는 데 한몫을 한다. 예민한 사람이라면 평소 식사 중 파와 양파를 충분히 먹는 것도 불면증에서 벗어나는 좋은 방법이다. '만만디' 라 불리는 중국인의 여유로움도 양파에서 오는 것이 아니냐고 말하는 이들이 있을 정도로 양파는 예민한 마음을 다스리는 데 효과적이다.

감기 예방에도 효과적이다. 민간요법에서는 오래 전부터 감기에 걸려 땀을 내거나 열을 내려야 할 때 생파를 이용했다. 이는 서양에서도 마찬가지다. 예로부터 류마티스 관절염 등 관절통이 있을 때 양파를 이용했다. 미국의 조지워싱턴 대통령은 감기에 걸리면 자기 전에 구운 양파를 1개씩 먹었으며 루즈벨트 대통령 미망인도 양파 삶은 물을 애용했다고 한다. 양파는 이뇨 작용도 있어 붓는 사람에게도 좋으며 모발의 성장도 촉진시키므로 탈모 예방과 치료에도 좋다.

마늘_ 최고의 항암식품, 정력 강화

재래시장의 반찬가게 할머니에게 어떻게 해야 맛있는 김치를 담글 수 있는지 물었다. 할머니 하시는 말씀이 "마늘이랑 젓갈이랑 넣고 조물조물 조물조물, 그저 양념과 손맛이랑께." 가 전부였다. 할머니는 맛과 건강의 비결을 정확하게 알고 계셨다. 맛의 비결은 조물조물 무치는 그 손맛이요, 건강의 비결은 양념 특히 마늘과 젓갈이었다.

곰을 여자로 만들어 우리 한민족을 있게 만든 마늘은 참으로 신통방통한 식품이다. 드라큘라는 물론 동양의 귀신들도 마늘을 두려워해 제사 음식에는 절대 마늘을 쓰지 않는다. 고대 이집트에서는 40°C가 넘는 무더위 속에서 피라미드를 세운 노예들의 체력 유지를 위해 마늘과 양파를 먹였는가 하면, 인도에서는 불교가 포교되면서 마늘을 금지 식품 목록에 올렸다. 특유의 향이 가진 위력 덕분이다.

마늘 냄새는 껍질을 까거나 다질 때 유독 더 독하다. 마늘이 아프다고 내지르는 일종의 비명인 셈이다. 마늘에 열을 가하거나 으깨면 알린 성분이 자기방어 물질인 알리신으로 바뀐다.

알리신은 냄새가 독한 만큼 살균력 역시 가공할 만하다. 알리신을 12만 배로 묽게 희석해도 결핵균이나 디프테리아균, 이질균, 티푸스균, 임균 등에 대한 항균 작용을 할 정도로 강력하다. 인플루엔자 바이러스를 죽이거나 약하게 하는 항바이러스 작용도 있어 러시아에서는 인플루엔자 박멸을 위해 정부에서 500톤이나 수입하기도 했다. 덕분에 항생제가 발견되기 이전에는 거의 모든 종류의 염증 치료에 쓰였을 정도이다.

마늘에 함유된 알리신을 비롯해 다양한 항산화 물질이 암이며 동맥경화 등의 주범으로 꼽히는 활성산소를 강력하게 억제해 혈압을 떨어뜨리고 혈액도 맑게 하여 중풍 예방에 탁월하다. 필자가 마늘즙을 뽑아내 인체의 혈액에 투여한 것과 생리식염수를 뽑아낸 혈액에 투여한 것을 비교한 결과, 생리식염수는 피떡이 생성된 반면 마늘 즙을 넣은 것에서는 피떡이 거의 생성되지 않고 잘 풀려나갔다. 즉, 마늘을 꾸준히 먹는다면 혈액 속의 혈전 형성을 방해하여 피를 그만큼 맑고 깨끗하게 만들어 뇌졸중이나 심장병 예방에 큰 도움이 되는 것이다. 위암과 위궤양의 원인으로 지목되는 헬리코박터 파이로리균 감염을 효과적으로 예방한다는 보고도 있다. 이런 위력을 이제는 서구에서도 인정하고 있다. 미국에서 항암 효과가 있는 식품 40여 가지를 피라미드식으로 배열해 발표한 디자이너 푸드 리스트(designer foods list)의 1위를 차지한 것 역시 마늘이다.

한국 요리치고 마늘이 들어가지 않는 음식이 없지만 역시 마늘은 돼지고기, 특히 삼겹살을 먹을 때 곁들이는 것이 가장 맛있다. 돼지고기에 풍부한 비타민 B_1은 스태미나를 증가시키고 피로회복에 탁월하여 항피로 비타민이라 불리지만 흡수율은 좋지 않다. 하지만 마늘과 함께 먹으면 알리신이 흡수를 도와 찰떡궁합을 이루게 된다. 또한 동물성 지방 섭취에서 오는 콜레스테롤 증가도 확실하게 억제한다. 알리신을 6개월간 하루에 1g씩(생마늘로는 28g 정도) 섭취했더니 콜레스테롤과 중성지방이 60~70% 정도 감소했다는 연구결과가 있다.

양파와 더불어 셀레늄도 풍부하며 매운맛이 신경계통에 작용해서 초조함이나 스트레스도 풀어준다. 또한 섹스 미네랄이라 불리는 아연이 풍부하다. 전립선염과 방광염에도 효과적이어서 고려대 비뇨기과 천준 교수는 알리신으로 전립선염과 방광암 치료제를 개발하기 위해 미국 특허상표청의 특허를 획

득하기도 했다. 일본에서는 마늘을 오래 복용했더니 폐경 여성이 월경을 다시 시작했다는 사례도 있었다.

중국산 마늘이 싼 가격으로 들어와 마늘 농가가 울상 짓고 있다는 뉴스가 심심찮게 들린다. 신토불이라 했던 선조들은 참으로 현명했다. 1987년의 로마린다 대학의 벤자민 박사가 중국산 마늘과 한국산 마늘을 비교했더니 암세포를 죽이는 데 국산 마늘의 효과가 6배나 더 높았다고 한다.

게다가 게르마늄 또한 한국산 마늘에 더 풍부하다. 찜질방에서 모여서 쬐고 또 쬐는 것이 바로 게르마늄에서 방출되는 원적외선인데 마늘에는 게르마늄이 무진장 들어있다. 게르마늄이 풍부하다고 알려진 알로에보다 무려 10배나 더 많다.

어디 찜질방뿐인가. 죽은 사람도 살려낸다며 성수로까지 일컬어지는 용한 약수들의 주성분 역시 게르마늄이다. 굳이 찜질방까지 가지 않아도, 멀리 있는 용한 약수터를 찾아다니지 않아도 마늘만 먹으면 원적외선 효과를 충분히 볼 수 있는 것이다.

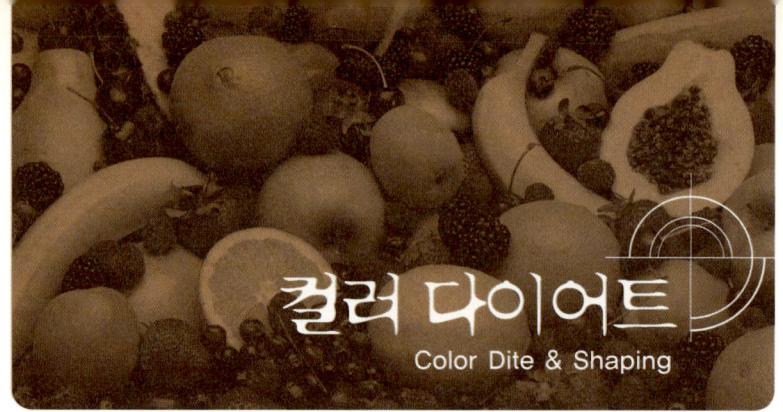

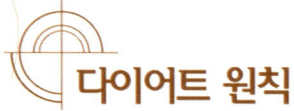 **다이어트 원칙**

체지방의 양이 남성은 10~18%, 여성은 20~25%가 정상범위인데 이보다 높을 때 비만이 시작된다고 볼 수 있다. 체지방 성분이 남성이 25%, 여성이 30%를 넘어선다면 건강을 위협하는 비만이므로 체중과 관계없이 반드시 치료해야 한다.

체중이 정상인보다 적거나 같더라도 체지방이 많으면 마른 비만이다. 이 경우 역시 뚱뚱한 비만과 마찬가지로 성인병인 고혈압, 당뇨병, 심장병 등을 유발한다. 남성에게는 대장암과 전립선암 등이, 여성에게는 유방암, 대장과 난소암 등이 발병할 확률을 증가시킨다. 물론 다른 암의 발생률도 모두 약간씩 증가하게 된다.

비만의 원인은 따로 없다. 많이 먹고 적게 움직였기 때문이다. 섭취한 열량을 충분히 소비할 만큼 활동하지 않으니 남는 열량이 지방 덩어리로 쌓인 것이 바로 비만이다. 따라서 비만 치료의 원칙은 간단하다. 섭취 열량을 줄이거나 칼로리를 덜 흡수하면 된다. 하지만 이는 생각처럼 쉬운 일이 아니다. 인간의 첫 번째 욕망 중 하나가 식욕이 아니던가. 미처 다 헤아리지 못할 정도로 수많은 다이어트 방법이 있는 것은 그만큼 음식 조절이 어렵기 때문이다.

필자가 강조하는 다이어트의 원칙은 언제나 네 가지이다. 아래에서 살펴보겠다.

하나_ 가볍게 먹어라!

최근 미국에서는 예수 다이어트가 선풍적 인기를 모으고 있다고 한다. 예수 다이어트는 채식과 과일류를 기본으로 한 예수의 식단을 따르자는 것이다. 『예수님은 무엇을 드셨을까?(What would Jesus Eat?)』라는 제목의 책이 출간될 만큼 이에 대한 사람들의 관심은 높다.

현대인이 예수의 식단을 따르면 고혈압과 당뇨병 등의 성인병으로부터 자유로울 수 있다. 예수가 선택한 음식들은 올리브유와 신선한 야채 등 지중해 지방의 간단한 음식들이기 때문이다. 그 종류를 살펴보면 곡물과 생선, 과일과 야채, 그리고 소량의 올리브유와 가금류의 고기, 포도주 등이 있다.

핵심은 야채와 과일 위주의 음식을 가능한 조리를 덜 한 상태로 먹으며 무엇보다 과식하지 않는 것이다. 실제로 예수처럼 고기와 생선은 샐러드와 함께 먹고, 야채는 살짝 요리하고, 독하지 않은 와인을 마시면 심장병과 암 등을 예방할 수 있다.

예수 다이어트 전도사인 콜버트 박사는 체중을 줄이기 위해서는 야채를 곁들인 고기와 생선, 와인과 함께 녹색을 띤 사과와 자몽, 산딸기, 레몬, 라임, 키위 등의 음식을 섭취하도록 권한다. 땅콩 등과 같은 견과류도 좋다.

예수가 먹은 음식뿐만 아니라 그가 신도들에게 나누어 준 음식, 그것 또한 효과적인 다이어트 식품이다. 성경에서 예수가 나눠주는 호밀빵은 도정이 덜 돼 당 지수가 낮기 때문에 흰 빵보다 흡수가 늦고 식이섬유가 많아 비만 예방에 좋다. 또 생선은 칼로리가 낮고 불포화지방산과 단백질, 미네랄이 풍부해 다이어트에 제격이다. 여기에 싱싱한 야채와 사과 반쪽 정도의 과일이면 완벽한 다이어트 식단이 된다. 그야말로 훌륭한 '예수 다이어트'라고 하지 않을 수 없다.

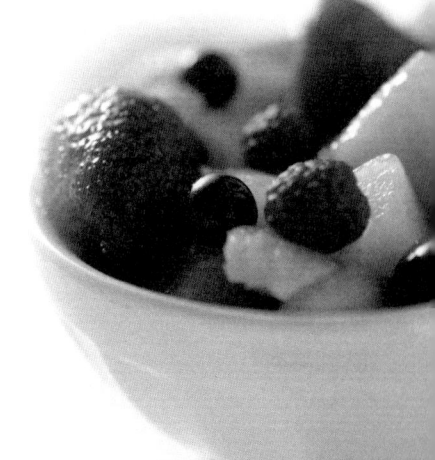

둘_ 움직여라!

　식이요법을 통해 칼로리를 덜 섭취하는 것만으로는 부족하다. 우리 몸에도 관성의 법칙이 존재하기 때문이다. 몸이 기억하는 체중을 유지하려고 하기 때문에 음식을 적게 먹는 만큼 기초대사량도 떨어뜨리는 것이다. 요요현상의 원인이 바로 이것이다.

　또한 요요현상에서 그치지 않는다는 것도 문제이다. 무리하게 단식을 해서라도 체중을 줄여놓으면 이전의 체중으로 돌아가는 것도 모자라 살이 더 찌고 만다. 몸이 위기관리 상태로 인식한 탓이다. 어느 날 갑자기 섭취 열량이 뚝 끊길 수 있다는 것에 위기를 느낀 몸이 기초대사량을 더욱 떨어뜨리고 열량은 들어오는 족족 지방으로 저장해 단식과 같은 위기 상황에 대비하려 하기 때문이다. 그래서 무리한 다이어트가 끝나고 나면 어김없이 살이 더 찌곤 하는 것이다.

　방법은 한 가지밖에 없다. 운동으로 기초대사량을 꾸준히 유지하는 것이다. 근력 운동을 꾸준히 하면 근육을 키워주기 때문에 기초대사량이 떨어질 염려가 없다. 기초대사량은 살아가기 위해 반드시 필요한 최소한의 열량을 말하는데, 기초대사량 중 가장 많은 부분을 차지하는 곳이 바로 근육이기 때문이다. 또한 유산소 운동은 지방을 직접 분해하고 연소시키므로 반드시 필요하다.

운동에 왕도는 없다. 유산소 운동과 근력 운동을 함께 하되, 유산소 운동은 최소한 30분 이상 하는 것이 가장 중요하다.

우리 몸이 유산소 운동을 하기 시작하면 처음 20분 동안은 혈관 속의 포도당을 분해해 에너지를 낸다. 즉, 식사 후에 운동을 하게 되면 식사 중에 섭취한 열량이 먼저 에너지로 활용되는 것이다.

그렇다면 유산소 운동이 그동안 착실하게 쌓아둔 지방은 언제 분해 시키는 것일까. 운동 후 최소한 30분 이상이 지나야 지방이 연소된다. 그러니 앞의 30분은 지방을 태우기 위한 워밍업인 셈이다.

때로는 지방분해 주사나 메조테라피, 지방분해술 등 미용적 시술로 몸매를 만들 수 있으니 힘들여 운동할 필요가 없다고 주장하는 이들도 있다. 그러나 잘 모르고 하는 말이다. 원래 지방 세포는 포도알처럼 동그란데, 오래 되고 그 수가 많아지면 서로 단단하게 뭉친다. 이것이 튼 살이라 불리는 셀룰라이트인데 운동을 해도 좀처럼 분해되지 않는다. 주사나 기계로 하는 미용적 시술법은 이렇게 뭉친 지방 세포를 다시 흩어놓아 몸 밖으로 배출하기 쉬운 상태로 만들어주는 것에 불과하다. 따라서 시술 후에는 반드시 24시간 안

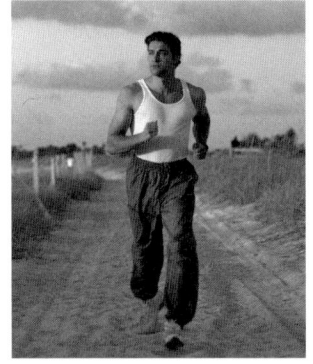

에 운동을 해야만 지방을 완전히 연소시킬 수 있다. 그렇지 않으면 지방이 다시 몸 속에 쌓이기 때문에 하나마나 한 일이 되고 만다.

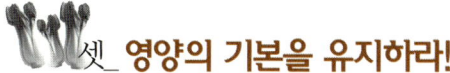 셋_ 영양의 기본을 유지하라!

저칼로리 다이어트나 단식과 같은 초저칼로리 다이어트를 하면 영양의 균형이 깨지게 마련이다. 덕분에 꼭 필요한 미네랄이나 비타민이 부족해 건강을 해칠 수 있다. 아름다운 몸을 가질 수만 있다면 아파도 상관없다는 위험천만한 생각을 가지고 있다면 어서 빨리 떨쳐 버리도록 하자. 건강한 몸이 없으면 아름다운 몸도 없다.

우선 제대로 먹지 못하면 단백질이 부족해 근육량이 감소하고 근력도 떨어지게 된다. 자연히 기초대사량이 떨어지니 다이어트의 효과도 줄어들고 요요현상을 막을 방패도 가질 수 없다. 게다가 기껏 살을 빼놓고도 오히려 늙어 보이기 십상이다. 영양의 불균형으로 인해 피부가 쭈글쭈글해지고 노화가 촉진되기 때문이다. 이를 막을 수 있는 것이 바로 다양한 미네랄과 비타민, 단백질을 고루 함유한 컬러 푸드이다.

식품이 지닌 다양한 색깔 속의 파이토케미컬이 피부의 노화나 주름이 생기는 것을 예방하고, 다이어트 후에 더욱 아름답고 탄력 있는 피부와 몸매를 유지할 수 있도록 해준다. 이것이 바로 컬러 푸드의 힘이다.

넷_ 숙면을 취하라!

미처 다 풀지 못한 피로와 긴장 속에서 하루하루를 보내는 직장인들이 많다. 이들에게 휴일은 그야말로 황금 같은 시간이다. 하지만 쉬려고만 하면 오히려 두통이 심해지고 온몸이 뻐근해진다고 하소연 하는 이들이 많다. 긴장성 두통과 근막동통 증후군으로 나타나는 증상들이다. 한창 일할 때는 모르다가 긴장이 풀리는 주말이면 온몸 구석구석이 쑤시고 아픈 증상이 몰려든다.

이는 대부분 스트레스가 원인이다. 몸과 마음의 스트레스는 근육을 긴장시켜 혈액순환을 방해한다. 많은 양의 서류작업으로 피로해진 눈은 긴장성 두통의 원인이 되거나 두통을 더욱 심하게 한다. 머리를 한 자세로 오랫동안 고정하고 있을 때도 마찬가지다. 컴퓨터 업무를 주로 하는 직업군에서 두통이 흔한 이유가 바로 여기에 있다.

근막동통 증후군은 이유 없이 목, 허리가 아프고 결리며 팔, 다리가 저린 증상이다. 불편한 자세로 오랫동안 일을 하는 컴퓨터 종사자나 조립, 운송, 용접 등의 직종에 종사하는 사람에게 특히 많다.

그렇다고 업무환경을 바꾸기는 쉽지 않다. 따라서 주말 동안 스트레스와 근육을 풀어주는 것이 중요하다.

피로에 지친 주말이 되지 않고 건강에 도움이 되는 주말이 되려면 우선 잠부터 조절해야 한다. 피로를 푼다고 하루 종일 잠을 청하는 이들이 많은데 이것은 잘못된 방법이다. 잠이 과하면 두뇌가 깨어나는 데 더 많은 시간이 걸릴 뿐만 아니라 자극에도 둔감해져 더 심한 피로감을 느끼며, 두통까지 유발한다. 또 종일 누워있다 보면 목(경추)과 허리(요추)를 긴장시켜 통증을 유발하는 원인이 될 수 있다. 수면 시간은 7~8시간이 적당하며, 더 자고 싶다면 평소처럼 잠자리에 들어 아침에 1시간 정도 늦게 일어나는 정도면 충분하다.

특히 숙면은 비만 해소에도 중요하다. 숙면을 취하지 못하면 섭취한 열량을 에너지로 소비하는 과정 또한 원활히 이루어지지 않는다. 너무 늦게 잠들거나, 숙면을 취하지 못해 도중에 잠이 깬다면 배고픔을 참지 못해 음식을 먹고 다시 잠자리에 들게 된다. 이것이 바로 야간식이 증후군이다.

좀처럼 잠을 이루지 못하는 사람이라면 잘 익은 바나나 반 개나 토마토를 조금 먹는 것이 도움이 된다. 바나나와 토마토에는 숙면을 유도하는 호르몬의 합성을 돕는 멜라토닌이나 트립토판이 풍부하다. 그러므로 저녁시간에 멜라토닌이나 트립토판이 풍부한 음식을 먹으면 숙면을 취하는 데 도움이 된다. 멜라토닌이나 트립토판은 토마토나 바나나 외에도 땅콩, 호두 등 견과류나 두부, 닭고기, 호박씨, 우유 등에도 풍부하다. 단, 이들 식품을 저녁에 먹을 경우에는 과식하지 않도록 열량에 주의해야 한다. 불면증이 있는 사람이라면 저녁식사에 상추를 꼭 먹도록 한다.

잠에서 깨면 간단한 스트레칭과 운동으로 피로를 줄여준다. 움직이면 더 피곤할 것 같지만 그것은 순전히 기분 탓이다. 오히려 간단한 스트레칭과 운동은 스트레스를 해소하고 근육의 긴장을 풀어준다. 운동 시간은 1~2시간 정도가 적당하다. 명상을 좋아한다면 요가가 도움이 된다. 너무 활동적인 운동이나 평소 운동을 좋아하지 않아 몸이 굳은 경우라면 오히려 스트레스가 될 수 있으므로 자신에게 좋은 방법을 택하는 것이 중요하다.

사람들은 저마다 신체조건이나 건강상태가 모두 다르다. 자연히 살을 빼거나 아름다운 몸매를 만들기 위한 조건도 다를 수밖에 없다. 저마다 좋아하는 음식도 다르고, 특정 음식에 알레르기를 일으키는 사람도 있다. 그렇기 때문에 자신에게 맞는 컬러를 찾아야 한다. 그러기 위해서는 각각의 컬러가 어떤 작용을 하는지를 알아야 한다.

1장에서는 각각의 컬러가 갖고 있는 효과를 살펴보았다. 이제 본

격적인 컬러 다이어트 방법에 들어가기에 앞서 일반적으로 다이어트를 할 때 꼭 지켜야 할 사항에 대해 짚어보자.

식사는 하루에 세 번 먹자

하루 세 끼 비슷한 양을 먹는 사람이 있는가 하면 식사 때를 건너뛴 후 폭식을 하는 사람도 있다. 1일 섭취 열량이 같다 하여도 두 사람의 몸 안에 축적되는 열량은 다르다. 식사횟수에 따라 사용되는 에너지가 다르기 때문이다.

하루에 2,000kcal의 식사를 한다고 가정해보자. 하루에 한 끼 먹는 사람은 2,000kcal 식사 후 본인이 활발하게 활동하거나 운동을 30분 했다고 해도 소모될 수 있는 칼로리가 약 400kcal 정도밖에 되지 않는다. 따라서 약 1,600kcal가 남게 되는데 이 중에서 일부만 기초대사량으로 없어지고 나머지는 저장된다.

한 끼에 1,000kcal씩 두 번 먹는 사람이라면 식사 후에 400kcal를 썼다고 가정할 때 약 800kcal를 사용하고 1,200kcal가 남게 된다. 세 끼를 모두 먹는 경우에는 한 끼에 약 680kcal 정도 먹게 된다. 식후에 400kcal 소비하기 때문에 1,200kcal를 사용하게 되어 남는 칼로리가 800kcal 정도이다. 한 끼 식사 후와 세 끼로 나눠 먹었을 때 남는 열량이 최대 800kcal가 차이 나게 된다. 이렇게 한 달이 지나면 한 끼만 먹는 사람과 세 끼를 모두 먹는 사람의 잉여 열량 차이는 무려 24,000kcal나 된다.

잉여 열량은 바로 몸에 쌓이므로 비만이 더욱 심각해질 수밖에 없다. 폭식을 하면 살이 찌는 이유가 바로 이것이다. 따라서 다이어트를 할 경우에는 조금씩 나누어서 자주 먹는 것이 훨씬 큰 도움이 되며 이는 다이어트 중에 생길 수 있는 폭식 장애를 막는 가장 좋은 방법이기도 하다.

점심과 저녁 사이에 시간 간격이 많이 벌어진 경우에는 간식으로 토마토나 당근 같은 컬러 푸드를 먹는다면 칼로리는 적고 식이섬유와 비타민은 풍부해서 허기도 달래면서 피부도 좋아진다.

필자는 특히 토마토를 비만 환자들에게 꼭 지니고 다니라고 권하곤 하는데 그 이유는 토마토에 항산화 물질도 풍부하고 비타민과 수분이 많기 때문이다.

반찬을 줄이자

보통 다이어트를 시작하면 식사량, 즉 밥의 양은 줄이면서 반찬은 오히려 더 많이 먹는 경우가 많다. 반찬에도 열량이 있다는 생각을 미처 하지 못하기 때문이다. 때론 반찬의 열량이 밥을 넘어서기도 해 많이 먹으면 다이어트에 방해가 된다.

반찬을 만드는 과정에 소금이 들어가게 마련인데, 소금기가 많은 음식은 체내에서 물을 잡아두려는 성질 때문에 몸이 붓고 순환까지

방해해 지방이 분해되는 데 큰 장애가 된다. 따라서 되도록 싱겁게 먹고 반찬의 양도 줄이는 것이 비만 치료에 좋다.

단것, 튀긴 것, 기름기 많은 것을 피하자

단것이나 기름기가 많은 것은 칼로리도 높고 곧바로 흡수되어 살을 찌게 한다. 특히 튀긴 음식은 본래 지니고 있는 칼로리를 약 1.5~2배 정도 높이므로 반드시 피해야 한다.

다이어트 중 환자들이 가장 곤혹스러워하는 것은 먹고 싶은 것을 마음대로 먹지 못하는 것이다. 가장 대표적인 것이 고기, 새우, 오징어 등이다. 하지만 필자는 다이어트 클리닉에 오는 환자들에게 세 가지를 다 먹도록 허용한다. 처음에는 환자들조차 의아해하지만 두세 달의 다이어트 프로그램을 진행하는 동안에 먹는 방법을 바꾸면 살을 빼는 데 아무런 지장이 없음을 알고 굉장히 좋아한다.

중요한 것은 요리법이다. 쇠고기나 돼지고기는 기름이 없는 부위를 1~2시간 정도 삶아서 수육으로 일주일에 두세 번 정도 먹는다. 한 번에 100g씩 먹는 것은 근육을 키워주므로 기초대사량을 유지하는 데 꼭 필요하다. 단, 체형관리, 즉 몸매 만들기에서는 약간 다르게 적용해야 한다.

체지방은 없지만 근육이 많아서 체격이 커 보이는 경우에는 육류를 조금 더 제한한다. 대신 등 푸른 생선을 튀기거나 굽지 않고 싱겁게 조리거나 쪄서 먹는 것으로 단백질을 보충할 수 있다.

오징어나 새우의 경우도 마찬가지이다. 마른 오징어나 마른 새우는 칼로리가 훨씬 높으므로 삼가는 것이 좋다. 튀긴 경우에는 역시 튀기기 전보다 칼로리가 2배 정도 높기 때문에 먹지 않아야 한다. 새우를 예로 들어 보면, 삶아서 먹을 경우에는 중새우 5마리가 약 150kcal 정도인데 반해 튀긴 새우는 250kcal가 되고 찍어먹는 소스가 마요네즈로 만든 타르타르 소스인 경우에는 400kcal까지 올라간다. 하지만 삶은 새우나 오징어를 칵테일 소스나 토마토 케첩에 찍어먹을 경우에는 칼로리가 그다지 높지 않으므로 삶은 새우나 오징어를 일주일에 2~3번 조금씩 먹는 것은 미네랄 보충에 오히려 도움이 된다.

이왕이면 당 지수가 낮은 음식으로 먹자

단것일수록 흡수가 빠르다고 앞에서 언급한 바 있다. 흡수가 빠른 음식일수록 혈액 속의 인슐린을 증가시켜 지방을 축적하기 때문에 금해야 한다. 이처럼 어떤 음식 100g이 소화, 흡수되는 과정에서 얼마나 빨리 혈당량을 높이는가를 수치화한 것이 당 지수이다. 당 지수가 높은 음식일수록 다이어트 중에는 피해야 한다. 반대로 당 지수가 낮은 음식은 많이 먹어도 비만과는 거리가 멀어진다.

음식을 먹으면 혈당이 올라가고 이를 정상화하기 위해 췌장에서는 인슐린이 분비된다. 인슐린은 당을 에너지로 분해해 근육 등에 보내고, 남은 에너지는 지방의 형태로 저장한다. 때문에 당 지수가 높은 음식을 먹으면 혈당이 급격히 높아져 다량의 인슐린이 분비된다.

하지만 당 지수가 낮은 음식은 혈당이 거의 높아지지 않거나 아주 서서히 높아진다. 따라서 인슐린이 적게 분비되므로 지방으로 축적되지 않는다. 예를 들어 설탕의 당 지수가 90인데 반해 토마토는 38밖에 되지 않는다. 같은 열량의 설탕과 토마토를 먹었어도, 당 지수가 낮은 토마토는 천천히 흡수되기 때문에 지방을 축적되지 않는 것이다. 감자의 경우에도 삶아서 으깬 감자는 당 지수가 70이고 구운 감자는 85로 구운 감자의 칼로리가 높아 비만을 유발하기 쉽다. 입에서 단맛이 나는 음식일수록 당 지수가 높다.

재미있는 것은 콩의 경우 당 지수가 25인데 반해 볶아서 만든 콩가루는 75나 된다는 점이다. 즉 요리 방법에 따라 당 지수나 칼로리에 많은 차이가 있다는 것을 말해준다.

운동도 현명하게 파워 워킹으로 하자

유산소 운동을 할 때 가장 좋은 것은 파워 워킹이다. 특별히 기구가 필요하지 않고 따로 배울 필요도 없기 때문이다. 평소에 걷는 속도보다 2~3배 정도 빠른 속도로, 보폭도 평소보다 크게 하고, 두 팔을 크게 흔들면서 걷기만 하면 된다.

아주 간단한 듯 보이지만 뛰는 것보다 살을 빼는 데 더없이 효과적이다. 뛸 때 소모되는 칼로리는 약 50%가 포도당, 나머지 50%가 지방인데 비해 파워 워킹을 할 때 소모되는 칼로리는 포도당이 약 35%, 지방은 약 65% 정도이다.

조금 걷다가 힘들다고 쉬었다 다시 걷는 것보다는 30분 이상을 꾸준히 걷는 것이 더 효과적이다. 하지만 처음 운동을 시작할 때에는 30분 동안 크게 힘차게 걷는 것이 무리일 수도 있다. 이럴 때는 처음 5분 정도는 천천히 걷다가 몸이 어느 정도 풀리면 큰 걸음으로 10분 정도 걷고 또 다시 5분 정도는 천천히 걷고 다시 10분 정도는 빨리 걷기를 반복한다. 그러면 얼마 지나지 않아 쉬지 않고 30분 이상 꾸준히 운동할 수 있으며 몸에도 무리가 가지 않는다. 단, 운동 강도는 좀 떨어지므로 걷는 시간을 좀 늘리는 것이 좋다.

만일 체중이 아주 많이 나가는 사람이라면 걷는 것은 무리이다. 무릎 관절이나 허리 관절에 무리가 갈 수 있기 때문이다. 이런 경우에는 수영장에서 물의 부력을 이용해 걷는 것이 좋다. 일단 관절에 무리를 주지 않는 상태에서 살을 어느 정도 뺀 이후에 파워 워킹을 하는 것이 관절을 보호하는 데 도움이 된다.

물을 마시자

살을 빼고 싶다면 최소한 하루에 8컵 이상, 즉 2l 이상의 물을 마셔야 한다. 물을 많이 마시면 지방을 이동시키고 몸 밖으로 배출하는 데 도움이 된다. 하지만 짜게 먹는다면 물을 많이 마셔도 소용이 없다. 소금기가 오히려 물을 몸 속에 붙잡아 두기 때문에 몸이 붓고 순환을 방해해 살이 더 찔 수 있다.

한편 식사 중에 마시는 물도 소용이 없다. 음식을 꼭꼭 씹지 않고 대강 씹은 뒤 목에 걸리는 느낌이 나면 물을 계속 들이키는 사람이 있는데, 식사 중에 물을 많이 마시게 되면 혈당이 빠른 속도로 올라가면서 혈액 속에 인슐린을 증가시켜 지방을 쌓이게 한다.

가장 좋은 방법은 아침에 일어나서 큰 컵으로 물 한 잔, 식사하기 30분 전마다 또 한 잔씩을 마시고 식사와 식사 사이에 한 잔씩 먹는 것이다. 이렇게만 해도 물을 하루에 최소한 6컵 정도 마시게 되니 적어도 1.8l는 섭취할 수 있게 된다.

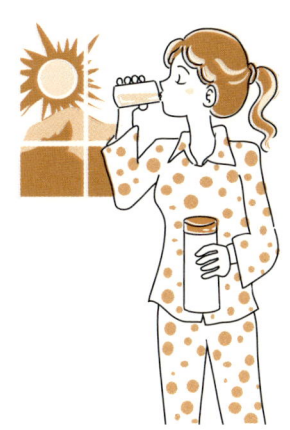

물 대신 녹차를 마시면 녹차 속의 카테킨 성분이 지방분해를 도와서 좋다. 약간의 카페인 성분은 이뇨 작용을 해 몸 속의 수분을 밖으로 빨리 빼내기 때문에 도움이 된다.

음식은 적어도 30번씩 씹도록 하자

급하게 먹는 사람치고 적게 먹는 사람이 드물다. 뇌에 있는 포만 중추에 신호가 가려면 시간이 필요하다. 그런데 급하게 먹게 되면 포만 중추가 배부르다고 느낀 후 그만 먹으라는 명령을 내렸을 때에는 이미 너무 많이 먹은 상태이다.

음식을 적어도 30번 이상씩 꼭꼭 씹어 먹으라는 것은 바로 이 때문이다. 천천히 꼭꼭 씹어 먹으면 위 속에 들어온 음식이 포도당 형태로 포만 중추에 배가 부르다는 신호를 혈관을 통해 보내기 때문에 조금만 먹어도 배가 부른 느낌을 받을 수 있다.

또한 30번씩 씹어 먹는 것은 우리의 두뇌를 자극하여 치매 예방에도 좋고 잘게 씹어 먹는 음식은 소화가 잘 되어 활성산소를 덜 발생시키거나 위장 질환을 줄이는 데 도움이 된다.

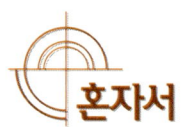
혼자서

혼자 하는 다이어트의 가장 큰 단점은 바로 '비밀'이라는 점이다. 다이어트 사실을 숨긴 채 혼자 숨어서 고군분투한다. 나 홀로 다이어트족의 대부분이 몰래 숨어서 살을 빼다보니 음식의 유혹에 빠지기 쉽고 운동이나 식단에도 덜 엄격해질 수밖에 없다. 하루하루 '오늘까지만 먹고 내일부터 살 빼야지, 오늘만 운동을 거르는 거야' 라고 거짓 다짐을 하며 미루고 또 미룬다.

때로는 단기간에 살을 빼준다는 과대광고에 현혹되거나 단식이나 원 푸드 다이어트와 같은 영양의 균형을 깨고 몸을 망치는 방법을 따르기 쉽다.

그래서 혼자 하는 다이어트일수록 전문가의 도움이 필요하다. 만일 혼자서 할 수 밖에 없는 상황이라면 하루에 한 끼나 두 끼 정도는 필수 영양소와 비타민, 미네랄이 골고루 들어있는 다이어트 식품을 섭취하는 것이 현명하다.

특히 다이어트 일기를 쓰는 것이 좋다. 거기에 자신이 매일 먹은 음식, 즉 매끼마다 먹은 음식의 종류를 상세하게 적어놓는다. 음식뿐 아니라 운동 또한 일주일에 몇 번을 몇 시간 동안, 어떤 강도로 하였는지 등을 상세하게 적어두며 이를 습관화 하도록 한다.

기왕이면 대략 일주일 정도 분량의 식단을 짜놓고 따르는 것이 좋다. 부득이하게 외식을 해야 하는 경우 먹지 말아야 하는 식단을 미리 정해놓고 나가는 것이 좋다.

또한 외식을 할 때 특히 주의해야 하는 것은 식탐이다. 뷔페나 코스 요리를 먹을 경우에는 평소에 못 먹던 음식이나 참아왔던 음식들 때문에 과식을 하게 된다. 이것이야말로 다이어트를 망치는 지름길이요, 날씬하고 건강한 몸을 향한 굳은 결심을 방해하는 훼방꾼이다.

참고로 필자의 식사법을 소개하겠다. 필자는 일주일에 평균 6일 이상 점심은 물론 저녁까지 외식을 하게 된다. 그럼에도 불구하고 살이 찌지 않는 것은 필자만의 식사법을 고수하기 때문이다.

우선 뷔페의 경우, 첫 번째 접시의 90%가 야채 샐러드이며 10%는 생선회나 초밥이다. 두 번째 접시는 삶은 새우나 약간의 과일과 토마토, 약간의 초밥 등으로 접시를 채운다. 마지막 접시에는 소화를 돕는 생 파인애플 작은 것 한 조각, 사과 한 조각, 포도 다섯 알, 귤 반 개 정도를 담아 후식으로 먹는다. 후식으로 케이크이나 과자 같은 것은 절대 먹지 않는다. 커피 또한 살이 찌는 소위 '다방 커피'는 식후에는 들지 않고 원두 커피 반 잔 정도를 가볍게 마시고 끝낸다. 이것을 칼로리로 대충 계산해보면 450~500kcal로 일반인들이 먹는 평균 한 끼 식사의 열량인 700kcal의 2/3 수준밖에 안 된다.

다음 중식당에서 코스 요리를 먹는 경우이다. 중식은 기름에 튀기거나 데친 음식이 많아 굉장히 많은 양의 칼로리를 섭취하기 쉽다. 필자의 경우에는 스프나 청경채, 해산물 같은 경우는 거의 다 먹지만 튀긴 음식이나 밀가루 음식은 반 정도를 덜어놓고 먹는다.

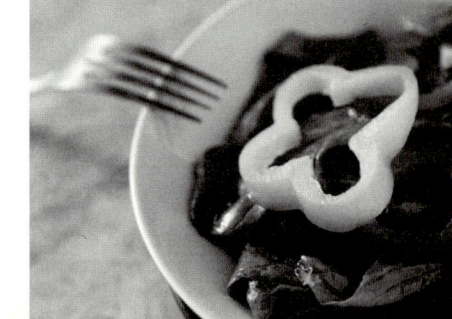

남은 음식은 집에 싸와서 다음날 식사대용으로 먹곤 한다. 이렇게 하면 음식도 버리지 않고 칼로리도 덜 섭취하게 된다.

가끔은 필자도 이탈리안 음식인 파스타를 먹는다. 대부분의 사람들이 파스타가 칼국수보다 더 많이 살이 찌는 음식이라고 생각하지만 실은 그 반대이다. 칼국수가 파스타 국수보다 당 지수가 훨씬 높다. 파스타 국수는 압축하여 만든 국수이기 때문에 같은 양을 먹더라도 흡수되는 속도가 느려 당 지수가 칼국수보다 훨씬 낮다. 그런데 이상하게도 파스타를 즐기는 사람치고 날씬한 사람이 드물다. 그 이유는 파스타를 먹기 전 주문한 스프와 파스타에 따라 나오는 빵과 달짝지근한 탄산음료를 곁들이기 때문이다. 먹는 만큼 열량이 추가된다고 생각하면 된다.

때문에 외식을 하더라도 본인만의 식사전략을 짜고 그대로 지키는 것이 좋은 다이어트 방법이다.

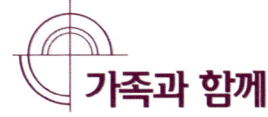
가족과 함께

해마다 금연 결심을 하고 또 하는 사람들이 있다. 이들이 매년 금연에 실패하는 가장 큰 이유 중 하나가 바로 주변에 담배를 피우는 사람이 많기 때문이다. 다이어트 역시 마찬가지이다. 주위의 도움, 특히 함께 밥을 먹는 가족의 도움이 절대적으로 필요하다.

드라마 '내 이름은 김삼순'의 주인공 삼순이 역시 마찬가지였다. 살을 빼기 위해 기름기 하나 없는 퍽퍽한 쇠고기와 삶은 계란만을 꾸역꾸역 먹는데, 식탁 맞은편에 앉은 언니와 엄마는 고소한 참기름에 밥을 썩썩 비벼서 맛있게 먹는다. 참고 또 참았지만 결국 김삼순은 참기름 냄새 고소하게 풍기는 그 비빔밥의 유혹에 잠을 이루지 못하고 한밤중에 몰래 부엌으로 나와 밥을 비벼 먹고 만다. 얼굴보다 더 큰 대접으로 가득 비볐으니 과식은 당연지사다.

이처럼 누구는 다이어트를 하겠다고 굳은 결심으로 음식을 줄이고 운동을 하는데, 가족들은 냉장고에 살이 찌는 음식이나 음료수를 잔뜩 가져다 놓는다면 그 유혹을 뿌리치기가 쉽지 않다.

또한 함께 식사하는 식탁에서 맛있어 보이는 튀김이나 밀가루로 만든 요리를 먹고 있는데, 다이어트 하는 본인만 깔깔해 보이는 현미밥에 생야채로 된 반찬과 기름기 없는 수육을 먹는다면 더없는 고통이 따를 것이다. 하지만 다이어트를 하는 이와 가족들이 함께 비슷한 음식을 먹는다면 다이어트를 하는 환자에게는 그만큼 유혹을 떨쳐버릴 수 있어 도움이 된다.

가족들이 도와주어야 하는 또 다른 이유는 비만 환자들이 부끄럼을 타기 때문이다. 뚱뚱한 몸으로 운동하는 것을 창피하게 여겨 꾸준한 운동을 실천하기가 어렵다. 이럴 때 당사자의 부모나 형제들이 매일 30~40분씩 같이 유산소 운동을 한다면 아주 큰 도움이 될 수 있다. 배드민턴이나 파워 워킹, 수영을 함께 한다면 운동의 지루함도 덜 수 있고, 함께 놀이를 하는 재미에 부끄러움이나 창피한 기분도 덜 수 있다.

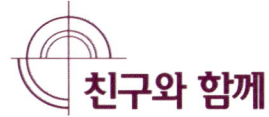
친구와 함께

방송인 이금희 씨가 한 다이어트의 베스트 수훈은 함께 라디오 프로그램을 만들고 있는 작가였다고 한다. 서로 격려도 하고 질책도 하며 의지한 것이 다이어트의 힘든 과정을 극복하는 데 도움이 된 것이다. 필자의 다이어트 클리닉에도 친구와 함께 오는 이들이 상당히 많다.

친구와 함께 다이어트를 하게 되면 서로의 나쁜 습관을 교정해 줄 수 있고, 음식의 유혹이나 운동하기 싫은 유혹에 빠지더라도 서로 바로 잡아 줄 수 있어 도움이 된다. 무엇보다 좋은 것은 서로 라이벌 의식을 가지고 경쟁하고 노력하는 사이에 다이어트 효과가 나타난다는 것이다. 혼자서 지루하게 하는 다이어트보다 훨씬 더 효과적일뿐 아니라 건강도 유지하면서 살을 빼고 체형교정까지도 가능하게 된다.

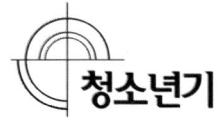
청소년기

외모에 예민한 청소년기에 갑자기 비만이 되는 경우는 무척 드물다. 대부분 유년시절의 소아비만이 그대로 이어져 살에 대한 스트레스와 공부의 압박, 건강까지 흔들리는 것이 비만 청소년들이다.

소아비만이 위험한 것은 지방 세포의 수 자체가 증가하기 때문이다. 지방 세포의 크기가 늘어나는 성인들의 비만과는 달리 어린 시절에 살이 찌면 지방 세포의 수와 크기가 동시에 늘어난다. 그래서 각고의 노력으로 살을 빼 지방 세포의 크기는 줄일 수 있어도 세포의 수까지 줄어들지는 않아 성인비만으로 이어지기가 쉽다.

소아비만의 70% 이상은 먹는 양에 비해 운동량이 턱없이 부족해서이다. 뛰어 놀기보다 집에 가만히 앉아 TV와 컴퓨터 게임을 즐기면서 단 음식과 기름진 패스트푸드에 길들여지다 보니 당연히 살이 찔 수밖에 없다.

특히 입시공부에 시달리느라 하루 종일 책상에 앉아 있는데다 밤늦게 고열량의 간식까지 먹곤 하니 살이 안 찌는 것이 오히려 이상할 정도로 요즘 청소년들의 생활습관은 비만에 적합하다.

이를 극복할 수 있는 가장 좋은 방법은 운동뿐이다. 먹은 열량을 충분히 소모할 수 있도록 움직여야 한다. 게다가 운동을 열심히 하면 할수록 성장호르몬 분비가 왕성해져 살은 빠지고 키는 부쩍 자란다. 특히 줄넘기나 제자리에서 통통 뛰는 것은 성장판을 자극하기 때문에 키 크는 데 도움이 된다. 단, 체중이 너무 많이 나가는 경우에는 발목이나 무릎 관절에 무리가 갈 수 있으므로 주의한다.

그러나 살이 찐 아이들은 체력이 약해 남들만큼 잘 할 수 없다는 열등감 때문에 운동을 꺼리게 된다. 이럴 때 가족이 나서서 도와주어야 한다. 정히 운동할 시간이 없다면 등하교 시 한 정거장 먼저 내려 큰 보폭으로 빨리 걸어보자. 생각하는 것보다 운동 효과가 크다. 쉬는 시간을 이용해 빠른 걸음으로 산책을 하거나 농구 등 간단한 게임을 한 판 하는 것도 좋은 방법이다. 운동으로 인해 신진대사가 원활해지면서 스트레스도 해소되며, 면역력이 증가되어 감기 등 잔병치레도 줄어든다.

청소년들의 경우 살을 빼는 것만큼이나 식습관을 바꾸는 것이 무척 중요하다. 잘못된 식습관은 비만을 초래할 뿐만 아니라 정서에도 상당한 영향을 미치기 때문이다. 청소년보호위원회에서 비행청소년의 식사와 영양상태를 조사한 결과, 비행청소년들은 건강한 아이들에 비해 단것을 좋아하고 채소를 거의 먹지 않으며 자주 아침을 굶고 인스턴트 식품, 패스트푸드를 선호하는 경향이 두드러지게 나타났다.

일본에서는 비행청소년 비율이 인스턴트 식품을 자주 먹는 경우에는 25%, 아침을 거르는 경우에는 3배나 더 많았다. 영국의 연구결과 또한 마찬가지다. 소년원에 수감된 소년범을 두 그룹으로 나눠 비타민, 무기질, 지방산 등 필수 영양 성분이 함유된 영양제와 가짜 영양제를 각각 복용하게 했더니 진짜 영양제를 복용한 그룹의 범죄율이 현저히 낮게 나타났다. 일반 범죄율은 25%, 폭력 같은 강력 범죄율은 40%나 줄어들었다. 심각한 영양불균형이 반사회적인 범죄까지 부른 것이다. 게다가 한 번 길들여진 입맛은 평생을 좌우하므로 이때 올바른 입맛을 형성한다면 평생 비만 걱정을 덜 수 있게 된다.

하루 세 끼를 규칙적으로 먹되 지방이 많은 음식은 줄이고 신선한 채소와 과일을 많이 섭취하는 것이 바람직하다. 그러나 육류 섭취를 무조건 제한하면 성장기에 꼭 필요한 단백질과 칼슘이 부족할 수 있다. 비만이 아닌 경우에는 정상적으로 육류를 섭취해야 두뇌발달에 필요한 필수지방산과 칼슘을 보충할 수 있다. 비만인 경우라도 적당히 지방을 제거한 살코기, 생선, 우유, 콩과 두부 등을 충분히 섭취해야 하며 특히 하루에 달걀 1개 정도 먹는 것이 좋다. 노른자에 있는 레시틴이라는 지방 성분이 두뇌발달에 꼭 필요하기 때문이다.

학교에 다녀온 후 배가 고프다면 올바른 간식을 챙겨 먹도록 하자. 배가 고픈데도 참고 있다가 저녁을 먹게 되면 아무래도 과식을 하게 되고 그 결과 남는 칼로리가 지방으로 쌓여 비만을 만들게 된다.

간식으로 좋은 것은 앞에 언급한 컬러 푸드 중에서 본인이 체질과 식습관을 고려하여 두세 가지 정도 맞추어 먹는 것이다. 그렇게 하면 두뇌발달과 키 크는 데 도움이 될 뿐만 아니라 비만도 예방할 수 있다.

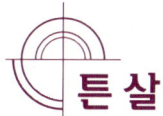
튼 살

갑자기 살이 쪘을 때 함께 찾아오는 달갑지 않은 손님이 있다. 하나는 온데간데없이 사라져버린 슬림한 몸매 라인이요, 두 번째가 바로 튼 살이다. 갑자기 불어난 살을 견디지 못한 피부가 트면서 남긴 보기 흉한 흔적이다. 날씨가 따뜻해지고 노출이 시작될 무렵 여성들을 가장 당혹스럽게 하는 것도 바로 튼 살이다. 주로 임신 중에 배뿐 아니라 종아리, 허벅지, 팔뚝에도 생기지만 갑자기 살이 찌면 누구에게라도 생길 수 있다.

튼 살을 예방하기 위해서는 갑자기 살이 찌는 것을 가장 경계해야 한다. 어쩔 수 없이 살이 찌게 되는 임산부의 경우에는 자신의 키에 어울리는 적정 체중을 미리 알아두면 튼 살 예방에 도움이 된다. 자신의 체중에 12kg을 더한 것이 임신 말기의 적정 체중이다. 예를 들어 키가 160cm인 사람의 경우 적정 체중이 54~58kg 정도이므로, 임신 말기에는 66~70kg

정도를 유지하도록 식이조절을 해야 한다. 단, 태아에게 영양 결핍이 있어서는 안 되므로 육류를 비롯한 생선, 과일, 채소, 해초류 등을 잡곡밥이나 현미밥과 함께 골고루 섭취한다.

튼 살을 예방하기 위해 피부탄력에 좋은 음식을 섭취하는 것도 도움이 된다. 콜라겐이 풍부한 복어나 아귀, 도가니 등을 자주 먹고, 콜라겐의 원료인 비타민 C가 풍부한 키위와 레몬, 오렌지 등도 꾸준히 섭취해야 한다. 매일 샤워할 때마다 오일 마사지를 하는 것도 도움이 된다. 충분한 수분 섭취와 30분 이상 걷는 운동도 병행하며, 시간이 날 때마다 스트레칭도 함께 해주면 훨씬 좋다. 튼 살 예방·제거용 크림류도 어느 정도 효과가 있다. 하지만 튼 정도가 심하다면 전문적인 치료를 받는 것이 좋다. 다른 질환과 마찬가지로 튼 살도 예방이 우선이다. 비만 예방이야말로 튼 살 예방의 첩경, 비만은 몸매뿐 아니라 피부 또한 망칠 수 있다는 것을 기억하자.

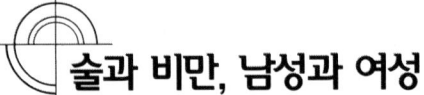
술과 비만, 남성과 여성

몇 년 전까지만 해도 남성들이 다이어트 클리닉에 오는 것은 가뭄에 콩 나듯 드물었다. 아마 다이어트 클리닉을 여성의 전유물로만 여기는 사회인식 때문이었을 것이다. 하지만 시대의 흐름이 바뀌고, 꽃미남과 메트로 섹슈얼(metro sexual)이 새로운 코드로 떠오른지 이미 오래이다.

메트로 섹슈얼은 여성적인 소비성향을 보이는 남성 즉 패션과 미용 같은 것에 아낌없이 투자를 하는 이들을 말한다. 메트로 섹슈얼들이 건강과 몸매관리를 간과할리 없다.

실제로 필자의 다이어트 클리닉에 방문한 환자의 약 10~20%가 남성인데 특히 30대와 50대 남성들이 가장 많다. 30대 남성의 경우 앞서 말한 메트로 섹슈얼이라고 생각하면 된다. 그들이 다이어트 클리닉을 찾는 이유는 20대에는 없던 배가 어느덧 조금씩 나오고 나이가 든다는 생각이 들면서 보다 보기 좋은 몸매로 가꾸고 젊은 모습을 유지하고픈 욕구 때문이다.

반면 50대 남성들은 비만으로 인한 고지혈증, 지방, 고혈압 등을 치료하기 위해 체중을 줄이려는 경우가 주를 이룬다.

일반적인 다이어트에서 간과하기 쉬운 것인데 이것이 남성들이 하는 다이어트에서는 거의 핵심이라 해도 과언이 아니다. 바로 회식과 술이다. 직장생활을 하는 남성치고 저녁에 이루어지는 회식과 음주로부터 자유로울 수 있는 이는 드물다. 문제는 술이 다이어트의 가장 큰 적이라는 것이다.

술은 마셔도 살이 안 찐다는 일반적인 생각과는 달리 술을 마시면 우리 몸은 알코올을 가장 먼저 에너지원으로 사용하게 된다. 그렇다고 안주 없이 술만 마실 수 있는가? 속을 보호하기 위해서라도 안주를 먹게 되고, 안주 자체의 맛이 좋은 경우에는 안주가 오히려 술을 부르는 경우도 있다.

술이 에너지원으로 쓰이는 동안 안주의 열량은 몸 안에 차곡차곡 쌓이게 된다. 아무리 술을 마시면서 크게 떠들고 노래를 부르며 춤까지 춘다 하더라도 안주나 술자리 후에 하는 식사의 열량은 고스란히 지방으로 쌓일 수밖에 없다.

그래서 술과 맞설 수 있는 전략이 필요하다. 필자 역시 낮에는 병원 일로 회의를 잘 못 하기 때문에 저녁만 되면 각종 회의나 모임이 많아 술자리가 일주일에 4회 이상이 된다. 이 많은 술자리에도 불구하고 필자가 살이 찌지 않는 이유는 있다.

우선 술과 안주의 양, 종류를 정해 놓았기 때문이다. 술은 소주 한 병 정도로 정해놓고 마시고, 안주도 기름지거나 짜거나 튀긴 것은 삼가는 대신 야채와 저지방 고단백 음식을 조금씩 먹는다. 술을 마신 후 식사를 할 경우에는 밥은 1/3 공기 정도만 먹는다. 국수의 경우 메밀국수를 한 판 정도만 먹도록 한다.

둘째, 술자리는 1차에서 끝낸다. 2차 술자리를 가게 되면 또 술을 마시게 되고 안주까지 먹게 되어 잠자리에 들기 바로 전까지 몸 속에 안주로 들어온 음식들이 쌓여 있게 된다. 비만으로 이어지는 지름길인 셈이다.

여성이 알코올을 섭취했을 경우에는 남성보다 지방이 많고 수분 양이 적기 때문에 같은 양을 마셨다 하더라도 남성보다 최소한 1.5배를 더 섭취한 효과가 나타난다. 그만큼 쓸데없이 많은 칼로리의 알코올을 지니게 되는 것이다.

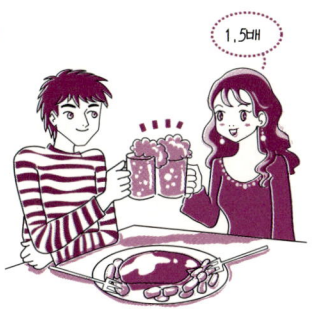

게다가 알코올이 지방간을 일으키고 간 장애를 일으켜 피로도 더욱 쌓이게 된다. 같은 몸무게의 남성과 여성의 경우 여성이 알코올을 훨씬 더 적게 먹어야 남성과 같은 양의 술을 먹은 셈이 된다.

호르몬과 다이어트

호르몬은 우리 몸에 없어서는 안 되는 것이지만 지나치면 오히려 비만과 질병을 유발하는 등 건강에 좋지 않다. 특히 비만과 관련된 몇 가지 호르몬은 비만을 유발하는 것과 비만 해소에 도움이 되는 것으로 나뉜다.

우선 살이 찌는 것을 도와주는 호르몬, 즉 나쁜 호르몬으로 '코티솔' 이라는 호르몬이 있다. 이는 스트레스가 많아지면 분비량이 지나쳐 뇌 전두엽의 기능을 떨어뜨린다. 이때 단것을 먹으면 신경물질인 세르토닌을 자극해 뇌를 안정시킨다. 스트레스가 많은 사람이 배가 고프지 않은데도 무의식적으로 단것을 찾는 것이 바로 이 때문이다.

한편 코티솔이 지나치게 분비되면 입맛이 좋아져 식사량 또한 늘게 된다. 더욱이 코티솔 과다분비가 장기간 지속되면 단것을 먹지 않아도 복부 비만을 유발한다. 코티솔이 음식으로 섭취한 지방을 잘 흡수되도록 도와주기 때문이다.

코티솔 호르몬에 대한 해법은 운동밖에 없다. 운동을 하면 기분을 좋게 하는 베타 엔도르핀이 분비되어 스트레스 호르몬을 차단한다. 부교감신경계가 활성화되어 교감신경계를 진정시키는 효과도 있다. 심폐 기능이 강화되어 스트레스에도 과민하게 반응하지 않는다. 또한 건강한 육체가 정신적인 안정감과 자신감으로 이어진다.

부족해지면 살이 찌는 호르몬으로는 성장호르몬이 있다. 흔히들 말하는 나잇살의 원인이 바로 성장호르몬에 있다. 성장호르몬은 키만 쑥쑥 자라게 해주는 것이 아니라 살아 숨을 쉬는 한 끊임없이 분비가 된다. 성장호르몬은 주로 깊은 잠을 잘 때 많이 분비되며 인체의 모든 조직에 영향을 미친다. 또한 면역체계에 중요한 역할을 하며, 지방을 분해하고 근육과 골밀도를 증가시킨다. 따라서 성장이 끝난 후에도 계속 분비되는데, 20대 이후부터 10년에 14.4%가 줄어들면서 60대가 되면 20대의 절반 이하로 감소한다.

성장호르몬이 부족하면 근육량이 떨어지면서 기초대사량이 줄고, 복부를 중심으로 지방이 빠르게 축적된다. 뱃살이 찌면 인슐린 호르몬 내성이 생겨 지방축적을 더욱 가속화시킨다. 덕분에 피부도 얇아지고 근육이 감소하며 심장과 폐, 신장 기능이 저하되고 우리 몸에 나쁜 영향을 끼치는 저밀도 콜레스테롤이 증가한다. 어디 이뿐인가? 멜라토닌 분비량이 줄어들면서 잠이 잘 안 오고 숙면을 취하기 힘들게 된다. 노인은 잠이 없다는 옛말이 그르지 않은 셈이다.

더욱이 심장과 폐 기능도 떨어져 운동을 하거나 젊을 때처럼 역동적으로 움직이기 힘들어진다. 그래서 나이가 들수록 적게 먹고 많이 움직여야 한다. 그렇다고 해서 빠르고 격렬한 운동을 하면 몸에 무리를 주기 십상이므로 식단을 바꾸고 가벼운 유산소 운동을 지속적으로 하는 것이 가장 현명하다.

성장호르몬을 보충하는 방법도 있다. 성장호르몬을 보충하면 기력이 회복되고 불면증을 개선하는 것은 물론 지방이 축적되는 것을 억제해 복부비만 해소에 효과적이며, 근육량도 늘려준다. 또한 골밀도를 높여주어 골다공증을 예방할 수 있다. 혈중 콜레스테롤을 감소시켜 성인병을 방지하고 관절연골을 재생시키는 효과 역시 탁월하므로 관절염 치료에도 큰 도움이 된다. 게다가 피부의 탄력도 증가시켜 주름을 줄여주고, 나이보다 젊어 보이게 하며, 기억력을 포함한 인지 기능도 향상시켜준다. 마지막으로 성 기능과 성욕을 증가시켜 행복한 노년을 보낼 수 있도록 도와준다.

성장호르몬을 주사하면 초반에 몸이 자꾸 붓기도 한다. 성장호르몬이 수분을 자꾸 몸에 쌓아두려 하기 때문이다. 그러나 시간이 지날수록 근육량은 증가시키고 지방이 쌓이는 것을 억제하기 때문에 나중에는 오히려 체중 감량 효과를 보인다.

하지만 호르몬 치료를 결정하기 전 반드시 세심한 검사와 상담이 필요하다. 혈압이 오를 수 있으므로, 고혈압 환자 등 혈압에 주의해야 하는 이들은 수시로 혈압을 측정하면서 주치의와 상의해야 한다.

성장호르몬 분비량을 유지하기 위한 가장 좋은 방법은 성장호르몬의 기본이 되는 아미노산을 보충하면서 꾸준히 운동을 하는 것이다. 특히 나이가 들었어도 성장호르몬이 조금만 감소한 경우에는 아미노산 보충과 운동만으로도 좋아질 수 있다. 하지만 성장호르몬만으로는 비만을 치료할 수 있는 것이 아니라 보조수단임을 명심해야 한다.

여성들은 갱년기 증상을 완화시키기 위해 여성호르몬을 복용한 이후 살이 찐다고 푸념을 하는 이들도 있다. 임신시기를 제외하고 여성의 일생 중 가장 살이 많이 찌는 시기는 폐경 후 4~5년이다. 1년에 평균 0.8kg씩 증가하는데, 이 시기와 호르몬치료를 받는 시기가 비슷해서 호르몬을 먹으면 살이 찐다고 잘못 알려진 것이다.

여성호르몬을 복용한다고 해서 살이 찌지는 않는다. 다만 전반적으로 컨디션이 좋아지면서 이전에 비해 식욕이 좋아지고, 혈액순환이 잘 되어 섭취한 영양소도 흡수가 잘 되다보니 일시적으로 살이 찌는 느낌이 드는 것뿐이다.

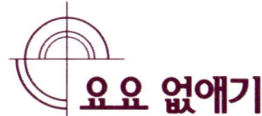
요요 없애기

도무지 다이어트가 끝이 나지 않는 이유는 바로 요요현상 때문이다. 살이 좀 빠졌는가 싶으면 체중계의 바늘은 어느새 제자리를 훌쩍 뛰어넘어 더 높은 숫자를 가리킨다. 다이어트 방법이 잘못되었기 때문이다.

음식을 먹지 않으면 당장은 체중이 감소한다. 하지만 섭취 열량만을 줄이는 방법으로 일주일에 1kg이상 급속히 감량하게 되면 대부분 체내의 수분이 빠져나가는 것이다. 근육의 단백질과 뼈의 칼슘도 감소된다.

반면 지방은 그에 비해 별로 감소되지 않는다. 또한 영양 결핍상태에 빠진 우리 몸은 기초대사율을 낮추어서 에너지의 소비를 줄이고 섭취하는 에너지를 모두 지방으로 저장하려고 한다. 즉 우리 몸은 살아남기 위하여 근육조직의 에너지 소비를 줄이고 중요한 에너지 저장고인 지방조직을 최대한 늘리려고 하는 것이다. 결국 정상적으로 식사를 했을 때 줄어든 근육 때문에 기초대사량이 줄어들게 되어 결국 예전과 같은 식사를 하더라도 체중이 다시 늘어나고 특히 지방 위주로 증가하게 된다.

한편 식욕을 조절하는 시상하부는 대뇌의 절식 명령이 도달하면 오히려 식욕을 촉진시킨다. 결국 의지가 약해지면서 폭식으로 이어지는 것이다. 또한 다이어트 할 때 처음 체중의 약 5~10%가 빠지게 되면 우리 몸은 이것을 위급상황으로 느껴 원래 체중으로 돌아가려고 노력하게 된다.

따라서 바로 이때 정체기가 오게 되는데 이 정체기를 벗어나는 방법은 같은 칼로리의 음식을 좀 더 나누어서 자주 먹는 것이 도움이 된다. 또한 정체기 때 포기하게 되면 예전의 체중으로 돌아갈 뿐 아니라 심한 경우에는 더욱더 체중이 늘게 된다. 이때 식이요법과 함께 운동의 양도 더 늘려준다면 이 정체기를 쉽게 탈출할 수 있고, 그 기간은 약 1~2주 정도 걸린다.

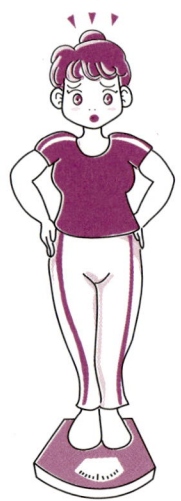

체중이 다시 원상 복귀되는 현상을 '요요현상'

이라고 말한다. 멀리 날아갔다 실을 타고 다시 도르르 말려 손으로 되돌아오는 장난감 요요처럼 체중 또한 그렇게 돌아온다는 의미이다. 요요현상은 신진대사에 이상을 가져와 만성피로와 각종 질병의 원인이 된다.

 요요현상 없는 다이어트는 어떻게 해야 할까? 왕도는 따로 없다. 운동과 바뀐 식습관이 몸에 배어야 한다. 이럴 때 전문가에게 조언을 얻는다면 보다 도움이 될 것이다.

 모든 치료는 1~2년 사이에 95% 이상 재발한다고 한다. 그러므로 목표한 만큼 체중이 빠졌다 하더라도 2~3달에 한 번씩 병원을 방문하며 2년 정도는 전문가와 상의하면서 올바른 식습관을 형성하고 운동하는 습관을 갖도록 하자.

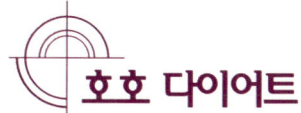
호호 다이어트

 "웃어라, 온 세상이 너와 함께 웃을 것이다. 울어라, 너 혼자만 울게 될 것이다." 영화 '올드보이'로 유명해진 이 글귀는 19세기 시인 엘라 윌콕스가 쓴 「고독」의 첫 구절이다. 웃음은 외로움을 없애주고 온 세상을 나와 함께 하는 충만함을 주기도 하고, 살을 빼주기도 한다. 이것이 바로 호호 다이어트의 핵심이다.

호호 다이어트 전도사인 케이티 남레보는 웃음을 통해 무려 약 16kg(35lb)을 감량했다. 약물요법, 식이요법 등 거의 모든 다이어트 방법을 두루 섭렵해 보았지만 스트레스만 더했고 그 스트레스는 음식을 더 먹게 만들어 결국 효과가 없었다고 한다. 그런데 웃기 시작하자, 구체적으로 30초에서 5분 정도씩 하루에 10번 이상 웃기 시작하자 그녀의 몸이 달라지기 시작했다.

실제로 웃음은 '내장의 조깅'이다. 달리기를 통해 근육을 단련하고 땀을 내어 노폐물을 배출하고 지방을 태워버리듯, 웃음은 15개가 넘는 얼굴 근육과 수십 개의 신체 근육을 수축 이완시킨다. 또 혈압과 호흡이 증가하면서 혈액에 산소공급이 활발해지고 스트레스로 축소된 혈관도 확장시켜 혈액순환이 잘 되도록 만든다. 그것이 어떤 종류의 웃음이든, 매일 즐겁게 웃는 것만으로도 근육과 호흡기관, 혈관까지 건강하고 맑게 만들어 주는 것이다. 단, 다이어트와 스트레스를 없애는 데 가장 좋은 웃는 방법은 큰 소리로 웃으면서 손뼉을 치거나 몸 전체를 흔들면서 웃는 것이다.

규칙적인 운동과 올바른 식이요법 습관에 길들여지지 않은 사람은 다이어트 자체가 스트레스 상황이 될 수 있다. 외부에서 들어오는 스트레스는 컬러 푸드 속에 들어있는 파이토케미컬로 방어하면 되지만 정신적인 스트레스는 고스란히 쌓일 수밖에 없다. 이를 바로 날려버리는 것은 웃음밖에 없다. 운동을 하는 동안에도 입으로 소리를 내어 웃는다면 그만큼 칼로리 소모에 많은 도움이 되는 것이다. 게다가 웃는 동안에 분비되는 엔도르핀은 음식을 먹고 싶게 만드는 코티솔 호르몬을 억제한다.

반면 스트레스는 코티솔 호르몬을 자극해 자꾸만 무언가 먹고 싶게 만든다. 코티솔은 우리 몸의 면역력을 떨어뜨릴 뿐만 아니라 살을 찌게 하는 스테로이드계 호르몬이다. 따라서 스트레스는 비만의 적이요, 웃음은 날씬한 몸의 친구가 되는 것이다.

어디 코티솔 뿐인가. 웃음은 우울함, 지루함, 외로움 등 좋지 않은 감정과 자꾸만 먹고 싶은 욕구를 한 번에 날려준다. 이런 감정들은 폭식증이나 야간식이 증후군의 원인이 되기도 한다. 하지만 웃음은 적극적이며 활동적인 성격으로 만들어 주어 운동을 더욱 즐기게끔 해준다. 그래서 지금 전 세계에는 수천 개의 웃음클럽이 성행하고 있다.

물론 웃음만으로 살을 뺄 수는 없다. 만일 그렇다면 세상 모든 사람이 다 말랐을 것이다. 웃음과 함께 적절한 식이요법, 운동이 결합되어야 한다.

좋은 습관 & 나쁜 습관

좋은 습관 체크리스트

1. 걸을 때는 항상 큰 보폭으로 빨리 걷는다. ☐
2. 큰 소리로 웃는다. ☐
3. 허리를 펴고 등을 의자에 붙여서 앉는다. ☐
4. 식사 시 일정한 양을 정해놓고 먹는다. ☐
5. 반찬은 다 먹지 않는다. ☐
6. 30번씩 꼭꼭 씹어 먹는다. ☐
7. 저녁식사 후에는 약간의 과일이나 생야채 외에는 어떤 간식도 먹지 않는다. ☐
8. 술을 마실 때는 물을 많이 마신다. ☐
9. 즐거운 마음으로 생활하고 나쁜 것은 잊도록 노력한다. ☐
10. 하루 세 끼를 꼭 챙겨먹는다. ☐
11. 단것, 탄산음료 등을 먹지 않고 녹차나 생수를 마신다. ☐
12. 하루에 물을 6잔 이상 마신다. ☐
13. 하루에 30분 이상 꾸준히 운동한다. ☐
14. 숙면을 취한다. ☐
15. 자기만의 스트레스 해소법이 있다. ☐
16. 다이어트 일기를 쓴다. ☐

*위의 16가지 좋은 습관 중 본인은 몇 개의 항목에 해당되는지 살펴보자. 제시된 좋은 습관의 항목들을 하나씩 실천한다면 비만을 예방하기에도 건강을 지키고 유지하는 데에도 좋다.

✏️ 나쁜 습관 체크리스트

1. 기분이 나쁠 때 음식을 먹으면 기분이 좋아진다. ☐
2. 야외활동보다 집에서 보내는 시간이 더 많다. ☐
3. 항상 옆에 먹는 것을 둔다. ☐
4. 먹는 것이 생활의 가장 큰 즐거움이다. ☐
5. 텔레비전을 볼 때 대부분 무언가를 먹으면서 본다. ☐
6. 음식을 보면 먹고 싶은 충동을 참을 수 없다. ☐
7. 배가 조금만 고파도 참을 수 없다. ☐
8. 배가 불러도 맛있는 것이 있으면 또 먹는다. ☐
9. 그릇에 음식을 많이 담는 편이다. ☐
10. 한꺼번에 몰아서 많이 먹는다. ☐
11. 아침식사를 하지 않는다. ☐
12. 저녁을 많이 먹는다. ☐
13. 잠들기 전 야식을 먹는다. ☐
14. 식사가 불규칙적이다. ☐
15. 야채와 나물을 싫어한다. ☐
16. 음식을 맵고 짜게 먹는다. ☐
17. 남들보다 음식 먹는 속도가 빠르다. ☐
18. 초콜릿, 사탕, 케이크 등의 단 음식과 청량음료를 좋아한다. ☐
19. 간식을 자주 먹는다. ☐
20. 인스턴트 식품, 패스트푸드를 자주 먹는다. ☐
21. 고기나 기름진 음식을 자주 먹는다. ☐
22. 기름에 튀기거나 볶은 음식을 좋아한다. ☐
23. 가족이나 친척 중에 뚱뚱한 사람이 많다. ☐

*이 중 10개 이상의 항목에 본인이 해당된다면 비만이 되기 쉽다. 현재 뚱뚱하지 않더라도, 비만은 물론 병을 부르기 쉬운 생활습관이므로 전문의와 식습관 및 영양 상담을 하는 것이 바람직하다.

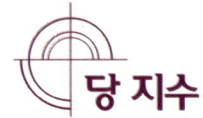
당 지수

당 지수(Glycemic Index)란 어떤 음식 100g이 소화, 흡수되는 과정에서 얼마나 빨리 혈당량을 높이는가를 수치화한 것이다. 음식을 먹으면 혈당이 올라가는데 우리 몸은 항상 균형을 유지하기를 원하기 때문에 췌장에서는 혈당을 안정시키기 위해 인슐린을 분비한다.

인슐린은 당을 에너지로 분해해 근육 등에 보내고, 남은 에너지는 지방의 형태로 저장한다. 즉 당 지수가 높은 음식을 먹으면 혈당이 급격히 높아지므로 더 많은 인슐린이 분비되어 지방을 더 많이 저장시킬 것이다. 반면 당 지수가 낮은 음식은 혈당을 거의 올리지 않거나 아주 서서히 올리므로 인슐린 분비량이 상대적으로 적어 지방으로 저장될 겨를도 없이 당이 근육이나 장기에서 모두 소비된다. 그래서 비슷한 열량을 가진 식품이라도 당 지수가 낮은 음식일수록 체중 감량에 도움이 된다.

예를 들면 같은 탄수화물 식품인 감자와 고구마 중 맛은 고구마가 더 달지만 당 지수는 오히려 감자보다 더 낮다. 그래서 오히려 고구마가 살이 덜 찐다. 특히 구운 감자는 당 지수가 85나 되어 과자 등의 당 지수와 비슷하다.

일반적으로는 입에서 단맛을 느끼게 하는 식품일수록 당 지수가 높다고 보면 된다. 과자, 사탕, 케이크 등은 당 지수가 70 이상이다. 오래 씹어야 단맛이 나는 밥, 빵, 국수 등은 55~65 사이로 중간 정도이나 잡곡이나 호밀, 메밀보다는 높기 때문에 다이어트 시 조심해야 한다.

G.I.(당 지수)란?

어떤 음식이 소화, 흡수되는 과정에서 얼마나 빨리 혈당량을 높이는가를 수치화한 것으로, 당 지수가 높은 음식일수록 살이 찐다.

1일 필요한 칼로리 = 기초대사량 × 활동계수

⇒ 기초대사량 구하는 공식

[남성]
18~30세(0.0630×체중(kg)+2.8957)×240kcal/일
31~60세(0.0484×체중(kg)+3.6534)×240kcal/일

[여성]
18~30세(0.0621×체중(kg)+2.0357)×240kcal/일
31~60세(0.0342×체중(kg)+3.5377)×240kcal/일

⇒ 활동계수

[낮음]
= 좌식 생활 / 1.3
[중간]
= 어느 정도의 규칙적인 운동 / 1.5
[높음]
= 규칙적 신체 활동 혹은 육체노동 / 1.7

당 지수 낮은 식품(저지방·무설탕)

혼합잡곡	포도	토마토	배	사과	탈지우유	복숭아	보리	완두콩	요구르트
45	43	38	36	36	32	28	25	18	14

당 지수 높은 식품

설탕	구운감자	떡	도넛	튀긴감자	꿀	수박	팝콘	으깬감자	환타	크로와상빵
92	85	82	76	75	73	72	72	70	68	67

자료_미국임상영양학회지

당 지수가 낮은 대표적인 식품으로 콩은 당 지수가 25 정도이다. 또 백미보다는 잡곡이 당 지수가 낮다. 따라서 식빵 대신 현미밥 등 잡곡밥이나 통밀빵, 호밀빵, 메밀국수 등으로 식단을 바꾸는 것이 현명하다. 일반적으로 탄수화물은 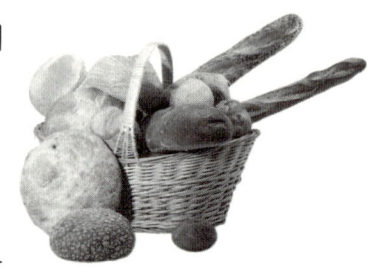 가공단계를 많이 거칠수록 당 지수가 높아진다. 현미보다는 도정한 백미가, 통밀보다는 곱게 빻은 밀가루가 당 지수가 더 높다.

대부분의 육류와 어패류, 야채류, 과일류, 주류는 당 지수가 낮으므로 큰 문제가 없다. 당근(71), 수박(72)은 당 지수가 흰 쌀밥(55)보다 높지만, 포도당 총량이 적고 수분이 많고 칼로리가 적어 인슐린 분비를 크게 촉진하지 않는다.

한국인은 체내에서 포도당으로 전환되는 밥, 국수 등 탄수화물이 주식이므로 당 지수에 유의할 필요가 있다. 탄수화물은 대부분 당 지수가 높고, 기름기 없는 육류나 야채류는 비교적 낮다. 따라서 탄수화물을 적게 먹고 육류 등을 많이 섭취한다는 점에서 결과적으로 황제 다이어트와 비슷하다. 하지만 탄수화물을 아예 금지하는 것이 아니라 당 지수가 낮은 탄수화물을 골라 먹는다는 차이가 있다.

참고로 식사 도중 물을 많이 마시는 것도 혈당치를 급격히 상승시켜 인슐린 분비를 촉진할 수 있다. 음식을 꼭꼭 씹지 않고 대강 씹은 뒤 목에 걸리는 느낌이 나면 물을 계속 들이켜는 사람이 있는데,

이런 경우 당 지수가 낮은 식품을 섭취하더라도 혈당이 빠른 속도로 올라갈 수 있다. 따라서 물은 하루 종일 충분히 마시되 식사 중에는 피하는 것이 좋다.

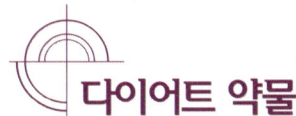
다이어트 약물

식이요법과 운동만으로 살이 빠지지 않을 때, 심각한 고도비만일 때 비만 치료제의 도움을 받을 수 있다. 약물요법은 BMI 30 이상이거나 25 이상이면서 합병증을 갖고 있거나 살이 잘 빠지지 않는 경우에 시도해 볼 수 있다. 이와 같은 방법으로 다이어트 초기에 살이 효과적으로 빠지면서 체중 감량에 자신감을 얻고 탄력을 받을 수 있다.

그러나 전적으로 약물에 의존해서는 안 된다. 약물요법은 반드시 약물의 효과가 비만증으로 인한 건강상의 피해보다 클 때만 적용되며 전문의와 논의 하에 이루어져야 한다.

현재 공인된 비만 치료제는 지방흡수 억제제인 제니칼(성분명 : Orlistat)과 식욕 억제제인 리덕틸(성분명 : Sibutramine)이 있다.

제니칼은 위와 췌장에서 지방을 분해하는 리파아제의 활성을 억제해 섭취한 지방의 30%를 그대로 배출시킨다. 흡수되지 않은 지방이 대변으로 배출되므로 변이 묽어지고 자주 화장실을 가게 되는 불편함이 있는 반면, 약이 체내로 흡수되지 않고 장 내에만 머물게 되므로 비교적 안전하다. 혈중 지질 개선 효과가 있어 혈중 콜레스테롤을 감소시킨다. 특히 심혈관계 질환에 나쁜 영향을 미치는 저밀도 지방(Low Density Lipoprotein)의 농도를 낮추어 준다.

반면 장기 투여 시 지용성 비타민이 부족할 수 있어 보충이 필요하다. 지방만을 흡수 억제하므로 탄수화물을 주식으로 하는 한국인에게는 효과가 미미하다는 지적도 있다. 하지만 체중 감량 후 체중 유지에 효과가 있다.

전신 부작용은 적은 편이나 급격한 변의를 느끼거나 기름진 대변, 장 내 소리 및 가스 증가, 잦은 배변, 아랫배의 불쾌감 등이 나타난다. 때로 방귀만 뀌어도 장 내의 지방이 배출되어 민망한 상황을 만들기도 한다. 지방 섭취를 줄이게 되면 이 부작용은 줄어들게 된다. 또는 실리움제제와 복통에도 이같은 부작용이 줄어든다.

리덕틸은 신경계에 작용해 식욕을 억제하는 약이다. 노르아드레날린과 세로토닌이 분해되는 것을 막아 교감신경계의 흥분을 유지하고 식욕을 억제하며 에너지가 많이 소비되게 한다. 리덕틸은 인체에 흡수되어 뇌의 포만 중추를 자극하여 만복감을 주고 교감신경을 자극하여 열 발산을 증가시켜 체중을 감소시킨다. 불면증, 두통 등의 부작용이 있지만 우려할 정도는 아니다.

단, 신장 질환, 심한 간장 질환자는 사용해서는 안 된다. 부정맥, 심부전, 조절되지 않는 고혈압, 협심증, 심근경색, 간질, 소아, 임산부, 수유부, 녹내장 환자 등도 금해야 한다.

이 외의 식욕 억제제는 중추신경계통에 작용하여 식욕을 억제하는 푸링정(Phenolimetrazine)과 토팜정(Topiramate)이 있다. 또 다이어트에 도움이 되는 식품 중의 하나로 가장 오래되고 안전하다고 알려졌으며 녹차의 성분을 이용한 지방분해 작용을 가진 카테킨과, 기초대사량을 증가시키고 이뇨 작용이 있는 카페인을 함유한 리드미(Catechin과 Cxaein 성분)이다. 이 모든 약들이 다이어트에는 도움을 주지만 적당한 운동과 몸의 영양을 유지해주는 식단, 비타민, 미네랄, 단백질, 콜라겐 등의 조화가 이루어져야 건강하고 아름다운 몸을 만들 수 있다.

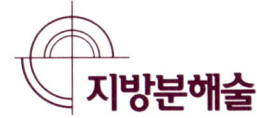
지방분해술

원래 지방 세포는 포도알처럼 동그랗지만, 지방이 오래되면 딱딱하게 굳으면서 섬유화된다. 이것이 흔히 말하는 셀룰라이트인데 운동과 식이요법 같은 일반적인 방법으로는 절대 분해되지 않는다. 섬유질로 단단하게 둘러싸인 연결고리를 끊어주지 않는 한 지방을 분해할 방법이 없기 때문이다.

그래서 일반적인 다이어트로는 체중이 줄어도 체형은 나빠질 수밖에 없다. 배나 허벅지, 팔뚝 등 셀룰라이트가 많이 쌓인 부위의 살은 좀처럼 빠지지 않기 때문이다. 게다가 지방 세포가 커지고 섬유화가 진행될수록 혈액과 림프계의 흐름은 점점 나빠져 비만이 가속화된다. 지방분해술의 핵심은 바로 이것, 셀룰라이트를 분해해 오래된 지방 세포를 배출하고 아름다운 체형을 만드는 것이다.

앞서 설명한 대로 지방 세포를 둘러싼 섬유질의 고리를 끊어 배출되기 쉬운 상태로 만드는 것이 급선무이다. 감압 체지방분해기(Skin Tonic)의 이중 흡입 롤러와 초음파 지방분해기(Cell Sonic)를 이용하면 지방 세포가 분해됨과 함께 지방 세포가 막고 있어 순환이 원활

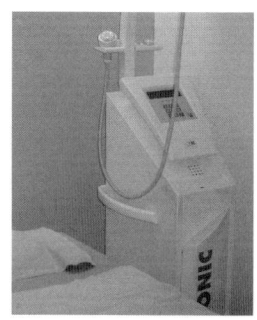
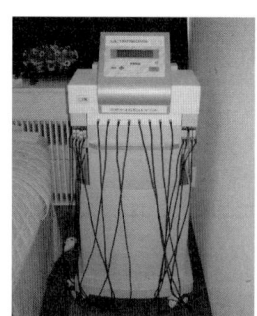
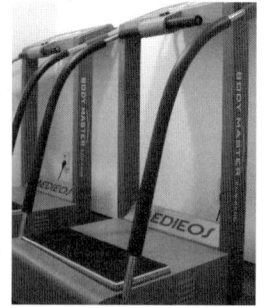

하지 않았던 부분의 순환이 원활해져 붓기가 빠지면서 대체로 몸이 가벼워진다.

지방분해술 초기에 중요한 또 한 가지는 살이 찌지 않는 습관을 몸에 배게 하는 것이므로 식이요법과 영양, 운동처방을 게을리 하지 말아야 한다.

다음 단계는 지방 세포 안의 지방을 배출할 차례이다. 초음파와 전기 자극을 이용해 지방 세포를 지방산과 글리세롤로 분해해 혈액으로 이동시킨다. 체지방 배출기(DLS 10)와 강한 에너지를 내는 고주파 지방분해기는 지방 세포를 녹이고 잘게 부수어 혈액이나 림프 속으로 잘 배출되도록 도와준다.

이때 꾸준한 유산소 운동을 병행하는 것이 중요하다. 운동으로 지방을 연소시키지 않으면 다시 혈액 내의 지방이 지방 세포에 축적되어 지방조직이 서로 연결되면서 굳어버리기 때문이다.

한편 근력을 키우는 것도 중요하다. 지방을 주로 태워 없애는 곳이 근육이기 때문이다. 전기 자극 저주파 지방분해기(SP3D)가 지방을 분해하는 한편, 근력을 강화시킨다. 더불어 감압 체지방분해기를 지속적으로 적용해, 지방 세포를 둘러싼 섬유질의 고리를 계속 끊어준다. 셀룰라이트가 분해되면서 운동을 열심히 해도 살이 잘 빠지지 않았던 부위의 살이 효과적으로 빠지는 시기이다.

그런데 살이 빠지는 것에 필연적으로 따라오는 것이 바로 피부가 늘어지는 것이다. 두툼한 살이 한 움큼씩 빠져나가고 나면 풍선에 바람이 빠지듯 피부도 쭈글쭈글해지기 십상이다. 어느 정도 체형관리를 해야 할 시기에는 피부에 탄력을 주는 데 집중해야 한다.

지방 세포를 둘러싼 섬유조직을 끊는 데 효과적인 감압 체지방분해기는 탄력 증가에도 도움을 주어 체중 감량 후 아름다운 체형과 피부를 가꾸는 데도 도움이 된다.

어느덧 살이 찌지 않는 습관도 몸에 배고 곳곳에 쌓인 지방도 사라졌다면 '굳히기'에 들어갈 차례이다. 그레이프 플루츠와 펜넬, 클라리 세지 등을 이용한 아로마 테라피로 식욕을 감소시키며 피부에 탄력을 주고, 적외선을 이용한 치료기 앨리스로 모세혈관의 운동을 활발하게 해 독성물질은 제거하고 지방산이 빠르게 연소되도록 해 준다. 근력을 키우는 것 또한 계속되어야 한다.

앨리스 지방분해기와 고주파 지방분해기는 특히 성인 남성에게 많이 생기는 복부 안쪽의 내장지방을 분해해서 흡수되도록 하는 데 큰 도움을 준다. 따라서 배의 기름이 만져지지는 않지만 내장지방으로 인하여 배가 많이 나온 사람들은 위 두 기계의 도움을 받으면 효과가 훨씬 빠르다.

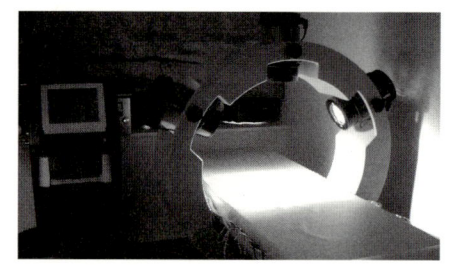

살이 찐 부위와 정도에 따라 달라지기는 하지만 일반적으로 4주 간 치료를 받는 것이 기본이다. 4주간의 치료방법은 일주일에 3번 병원을 방문하는 것을 원칙으로 하며, 일주일에 2번 방문한다면 6 주가 걸리게 된다. 즉 다이어트 한 프로그램을 시행할 때 12번 정도 병원에 오게 되면 최소 4~7kg 정도의 체중이 빠지게 된다.

굶거나 원 푸드 다이어트에 비해 효과가 미미하다고 생각할지 모 르나 줄자를 들면 상황은 달라진다. 일반적으로 좀처럼 줄어들지 않 는 복부는 5~8cm, 허벅지 3~5cm 정도 줄어든다. 4주 과정이 가장 기본적인 프로그램이다. 환자에 따라 8주, 12주 프로그램으로 나뉜 다. 기본 프로그램을 마친 후에도 한 달에 한 번씩, 1~2년 동안은 꾸준히 병원을 방문해서 관리를 받아야 요요현상을 방지할 수 있다.

필자의 환자 중 지방분해술의 효과를 가장 톡톡히 본 사례로는 29 세의 남성이 4개월 동안 체중을 27kg 정도 줄인 경우였다. 갑자기 많은 양의 체중 감량을 했으므로 살이 처지는 등의 부작용이 있을 수도 있었지만, 적절한 프로그램으로 관리한 덕에 배에 탄력이 생 겨 지금은 오히려 더 탄탄하고 날씬한 허리도 갖게 되었다.

지방분해술과 더불어 뒷장에서 언급할 메조테라피나 하이드로리 포클라시아는 부분적으로 생긴 셀룰라이트나 지방분해에 효과적이 다. 다른 방법으로는 좀처럼 빠지지 않는 고질적인 비만을 해결하 는데, 특히 단단하게 굳어버린 지방을 지니고 있는 하체비만의 경우에 적용할 수 있다.

일반적인 식이요법과 운동으로는 거의 살이 빠지지 않는 경우, 특히 운동 선수의 경우가 그러하다. 수영 강사를 하는 27세 여성 환자가 그런 경우였다. 특이하게도 이 여성은 오른쪽 다리가 왼쪽 다리보다 무려 1.5배 정도 굵은 기형적인 상태였다. 직업이 수영 강사이므로 매일 운동을 할 수 밖에 없고 거의 모든 다이어트를 두루 섭렵했지만 허벅지와 종아리의 살은 줄어들지 않아 마지막으로 병원을 찾은 것이다.

4개월간 꾸준히 프로그램을 시행한 결과 체중이 약 12kg 정도 줄어들었고, 허벅지 사이즈도 큰 쪽이 둘레가 12cm 정도, 작은 쪽이 8cm 정도 줄어들어 환자 본인도 만족하고 있다.

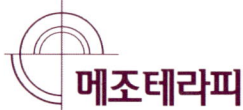
메조테라피

메조테라피는 지방분해 효과가 있는 여러 가지 약물을 피하지방에 직접 주사해 지방분해를 촉진하는 방법이다. 피부 밑의 중배엽(메조덤)에 주사하므로 '메조테라피'라 불린다.

주사하는 약물은 입으로 먹는 약 용량의 1/10~1/60에 불과하다. 일반적으로 일주일에 1번 받게 되며 약물이 치료하고자 하는 부위에 서서히 작용하므로 1번 시술로 일주일간 효과가 유지된다. 셀룰라이트가 있는 부위는 혈액순환을 원활하게 하고 지방분해를 촉진하려면 정확한 지점에 약물을 투여하는 것이 중요하다.

어떤 약물을 얼마큼 주사할 것인지는 환자의 성별, 나이, 지방축적 정도, 호르몬 상태(폐경, 피임약 복용 등), 치료부위(복부, 허벅지) 등에 따라 달라진다.

일반적으로 지방분해, 미세혈류 순환을 촉진하는 약물, 부종이나 저류를 개선하는 약물, 결체조직 이상을 개선하는 약물 등 3~4가지 약제를 동시에 투여한다.

하체가 붓는 하체비만의 경우에는 메조드레인이라는 방법을 이용하여 순환을 도우면 부종을 막고 지방 제거에도 도움이 된다.

적은 양의 약물을 사용하므로 경제적이고 소량의 약물을 사용하므로 전신 부작용이 나타나지 않는다.

하지만 시술하는 의사의 경험부족으로 인해 피부 착색, 주사 시 통증, 피부 감염 등이 나타날 수 있다. 드물지만 약물이 너무 강하거나 많은 양을 주사한 경우 전신 부작용이 나타날 수도 있다.

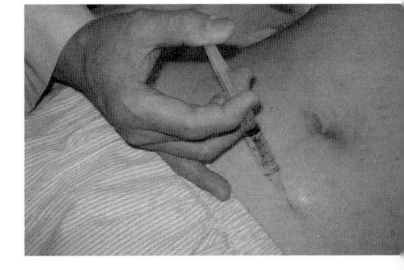

메조테라피 역시 주사만으로 비만이 완전히 해결되는 것은 아니다. 지방분해술의 경우와 마찬가지로 식이요법, 운동을 반드

시 병행해야만 한다. 메조테라피와 함께 감압 체지방분해기 프로그램을 병행하면 셀룰라이트 제거효과는 배가 된다.

메조테라피 방법을 노화, 탈모 치료에도 응용할 수 있다. 메조리프팅은 피부에 탄력을 주는 비타민과 메조 약물, 하이알유로닉산 등을 얼굴에 주사해 피부에 탄력을 주고 재생을 촉진해 피부노화 방지에 효과적이다. 피부의 순환이 좋아지고 콜라겐의 재생을 도와주어 잔주름도 사라지므로 1~2주 치료 후에는 그 효과를 느낄 수 있다.

굵은 주름이나 지방이 많은 부분은 필러나 보톡스, 메조디솔루션 등을 이용하여 병행해서 치료하고 잡티가 많은 부분은 IPL 등을 사용하여 같이 병행하면 더욱 효과적이다.

흔히 보톡스 치료를 받고 나면 한동안은 표정이 부자연스러운데 메조테라피 방법을 이용한 메조보톡스를 이용하면 표정의 자연스러움은 유지하면서 잔주름을 제거할 수 있다.

프랑스 메조테라피 학회의 교육 마스터인 베르나데뜨 파스키니는 56세의 여성인데 거의 40대 초반처럼 보인다. 유럽인이 동양인보다 나이가 들면 더욱더 많은 주름과 처진 얼굴이 되는 것이 보통인데도 말이다.

이처럼 필자가 2006년 2월 프랑스 메조테라피 학회장과 교수진에게 연수받은 방법인 마스크와 메조리프팅, 메조필링을 이용하면 통증이 없이 남보다 10년은 젊은 얼굴로 살아갈 수 있다.

탈모 치료 역시 통증 없이 가능하다. 필자가 연수 중 직접 필자의 머리에 메조테라피 주사를 해보았기에 자신 있게 말할 수 있는 것은 기존의 치료법에 비해 거의 통증이 없다는 것이다.

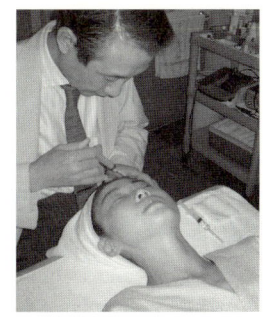

남성이나 여성을 막론하고 아주 심한 탈모가 아닌 경우에는 일주일에 1번씩 머리에 메조테라피 주사를 맞으면 약 3개월 뒤부터는 효과가 나타나기 시작해서 6개월에서 1년 사이에는 본인도 놀랄 정도의 뛰어난 효과를 볼 수 있다.

하이드로리포클라시아 & HPL(부분 지방분해술)

하이드로리포클라시아(Hydro lipo clasia) & HPL 다이어트(Hipotonic Phamacology Lipo-disolution)는 새로운 지방분해술로 지방분해 주사와 수압, 초음파를 동시에 이용하는 것이다. 셀룰라이트가 심한 부위에 지방분해 용액과 초음파를 동시에 사용해 좀처럼 없어지지 않는 지방층을 없애는 방법이다. 하이드로(hydro)는 물을, 리포(lipo)는 지방을, 클라시아(clasia)는 분해를 의미한다. 즉, 수압을 이용해 지방과 섬유질의 얽힌 고리를 끊고, 지방분해약 성분을 이용하여 지방을 어느 정도 녹인 다음, 초음파를 이용하여 외부에서 더욱더 미세하게 지방을 분해하는 방법이다.

이렇게 잘게 분해된 지방은 혈액 속으로 흡수되기 쉬워진다. 지방세포가 잘게 쪼개어진데다 초음파 덕분에 셀룰라이트로 인해 순환이 잘 안 되던 부위의 순환이 원활해졌기 때문이다. 혈관으로 흡수된 지방은 24시간 안에 운동을 통해 연소하게 된다. 지방분해 주사가 지방분해 효소에 작용하는 것과 달리 지방 세포에 직접 작용하기 때문에 효과가 더 좋은 편이다.

부분적으로 셀룰라이트가 쌓인 곳에 시행하기에 좋은 방법으로 한 번의 시술로도 커다란 효과를 볼 수 있다. 특히 좀처럼 살이 잘 빠지지 않는 허벅지, 종아리, 위 팔뚝, 아래 팔뚝, 등에 쌓인 셀룰라이트를 없애는 데 효과적이며, 기존의 다른 방법으로 잘 빠지지 않는 환자들에게 좋은 방법이다.

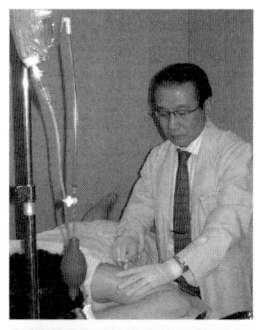

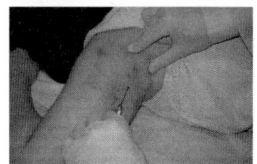

일주일에 1회 시행하는데 시술부위의 지방이 거의 다 사라질 때까지 4~6회 정도 시행한다. 메조테라피나 지방분해술을 더불어 사용하면 더 효과적이다. 하이드로리포클라시아와 HPL은 시술하는 의사의 숙련도나 방법에 따라 그 효과에 큰 차이가 있으므로 숙련된 의사에게 받는 것이 효과적이다.

필자의 환자 중 팔목이 너무 뚱뚱해 스트레스를 심하게 받는 이가 있었다. 물론 전체적으로 비만이기는 했지만 특히 손목 위에서 팔꿈치까지 셀룰라이트가 심해 이런 저런 방법을 모두 써보아도 살이 빠지지 않았다고 한다.

재일교포인 탓에 한국에 들어올 때를 이용해 약 2주에서 한 달 정도씩 치료를 하고 일본으로 돌아가곤 했는데 그에게 하이드로리포클라시아와 HPL 프로그램을 두 번 시행하자 놀라우리만치 아래 팔뚝의 지방이 제거되어 지금은 정기적으로 필자의 병원을 방문하며 다시 지방이 쌓이지 않도록 지도를 받고 있다.

앞서 수영 강사의 사례에서 지방분해술과 하이드로리포클라시아를 동시에 사용했다고 말했듯 허벅지나 종아리에 뭉쳐있는 지방덩어리나 셀룰라이트도 이 방법과 지방분해술, 메조테라피를 이용하면 어렵지 않게 치료할 수 있다. 단, 종아리의 경우, 지방이라면 이 방법으로 해결할 수 있지만, 알통이라면 근육이 커져서 뭉친 것이므로 치료법을 달리해야 한다. 이때는 보톡스와 고주파 종아리 퇴축술을 같이 이용하는 것이 효과적이다.

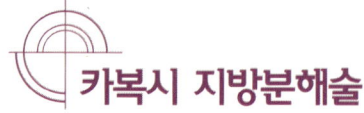

카복시 지방분해술

카복시 지방분해술은 조그만 주사바늘로 피부를 통해 이산화탄소 가스를 주입하는 것이다. 주입된 이산화탄소는 주사를 맞은 부위의 혈류를 개선하고 지방과 셀룰라이트를 분해한다. 이 방법은 특히 다이어트 시 정체기에 빠졌을 때 도움이 된다. 또한 튼 살이나 피부가 늘어지고 주름진 배에 다른 방법과 병행하면 상당히 효과적이다.

다른 치료에 비해 통증은 약간 있는 편으로 이산화탄소 가스가 들어갈 때 주사 맞는 부위가 약간 아프다. 치료 후에 가스가 지방 세포 사이에 끼어 있기 때문에 치료부위가 일시적으로 풍선과 같이 빵빵하게 부풀어 오르기도 한다. 하지만 1~2시간 내에 점차 줄어들며 다음날이면 가라앉는다.

피부를 통해 이산화탄소를 흡수되도록 하는 방법이라고 하면 혹시 연탄중독과 같이 위험한 것이 아닌가 걱정하는 환자들도 있다. 하지만 이 방법은 많이 주입할 경우에도 한쪽 배에 200~300cc 정도만 주입된다. 따라서 탄소가스가 혈액 속으로 천천히 흡수되어 폐에서 분해되기 때문에 걱정할 필요는 없다.

카복시 지방분해 기구는 튼 살을 없애는 데에도 도움이 된다.

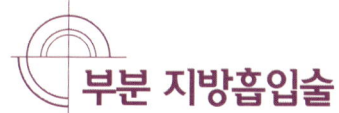
부분 지방흡입술

지방흡입술로 비만 환자의 비만을 교정하려고 하는 것은 매우 위험하다. 이 방법으로 지방을 제거할 경우 비교적 안전하게 제거할 수 있는 양은 보통 약 5,000ml 정도이므로 실제 몸무게로는 약 4kg 정도인 셈이다. 그 이상의 지방을 지방흡입술로 제거한 경우에는 마취나 혈액 내 색전에 의한 사고가 발생 할 수 있기 때문이다.

특히 혈관의 크기가 큰 복부나 허벅지의 경우 더욱 조심해야 한다. 다만, 팔이나 종아리 같이 큰 혈관이 지방덩어리 내에 없는 경우에는 부분 지방흡입술을 숙련된 의사에게 시도해 볼 수 있다. 이 방법은 효과는 빠르지만 시술 후 전문가에 따라 2차적인 지방분해술, 레이저 치료 등을 시행하여야 예쁜 몸매를 지닐 수 있다.

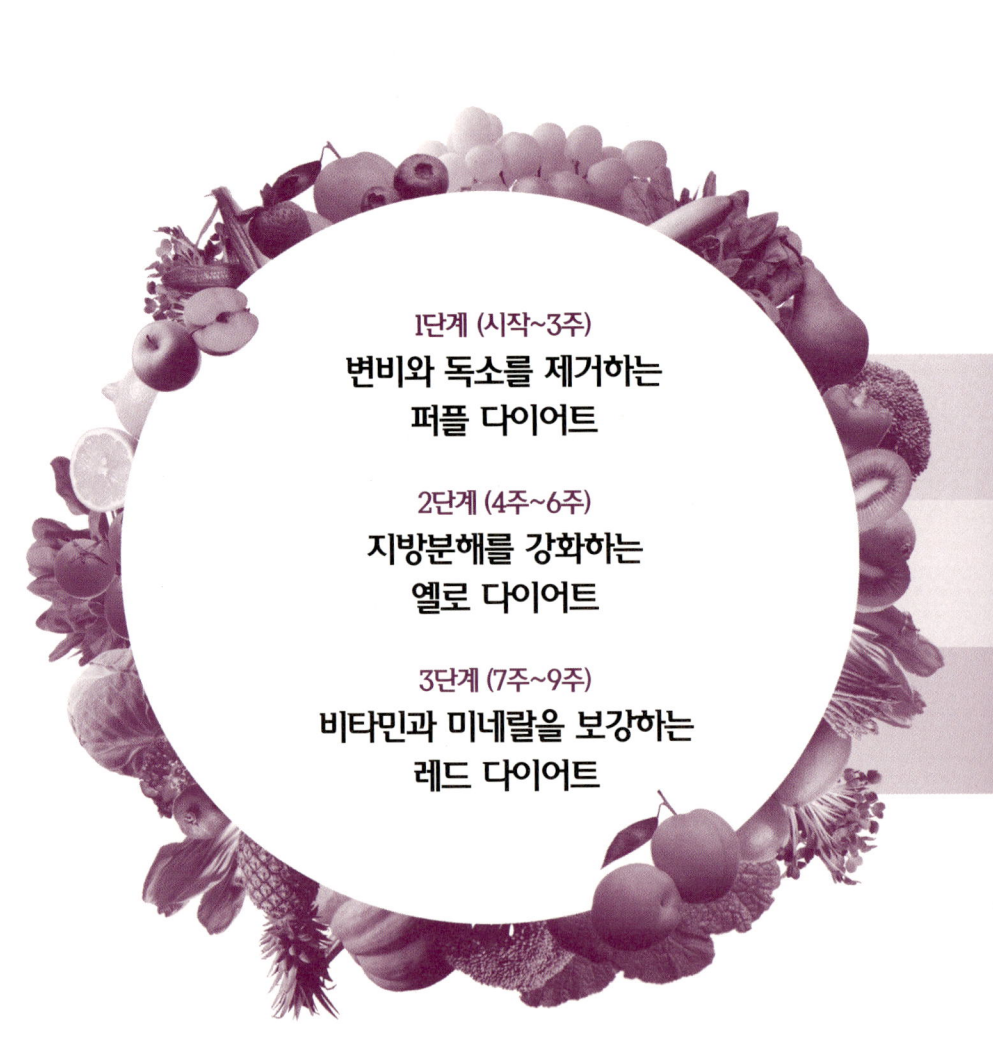

1단계 (시작~3주)
변비와 독소를 제거하는
퍼플 다이어트

2단계 (4주~6주)
지방분해를 강화하는
옐로 다이어트

3단계 (7주~9주)
비타민과 미네랄을 보강하는
레드 다이어트

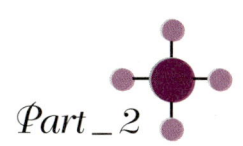

Part_2

이승남의 LSN 컬러 다이어트 프로그램

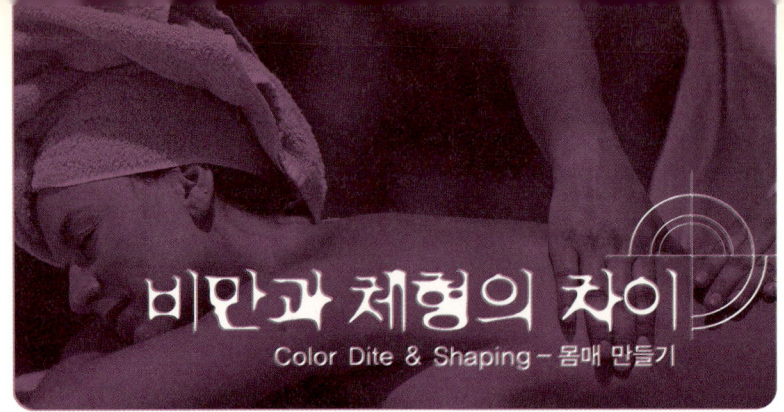

비만과 체형의 차이
Color Dite & Shaping - 몸매 만들기

다이어트와 쉐이프

 흔히 뚱뚱하고 덩치가 크며 체중이 많이 나가면 비만이라고 생각한다. 반대로 마르면 날씬하다고 단정한다. 하지만 뚱뚱하고 날씬한 것은 체형의 문제이지 비만의 근거가 될 수는 없다. 진짜 비만은 지방량에 의해 결정된다.

 체중 또한 속기 쉬운 함정이다. 대부분의 사람들이 지방보다 근육이 더 무겁다는 사실을 모르거나 잊는다. 몸무게가 많이 나가는 역도 선수나 육체미 선수들을 보라. 지방이 거의 없는 근육질로 이루어진 몸이기 때문에 체중은 많이 나가지만 체지방 검사를 할 경우에는 체지방이 오히려 정상인보다 적게 나온다.

비만은 몸무게와 상관없이 체지방이 정상(BMI 25)보다 많아 고혈압이나 당뇨병 같은 성인병이나 암을 유발하므로 일종의 질병이라 할 수 있다. 머리부터 발끝까지 살이 찌지 않은 곳이 없어 턱은 두턱이고 가슴, 배, 팔, 다리를 가릴 것 없이 살이 축 늘어졌다면 그것은 누가 보아도 비만이다. 이런 경우 체중관리(weight control)가 필요하다.

반면 체중은 정상인보다 적으나 근육량이 적고 복부지방이나 내장지방이 많은 마른 비만 역시 질병에 걸릴 확률이 높다. 이 넘치는 체지방을 제거하는 것이 바로 다이어트의 목적이다. 운동을 통해 자신의 키에 맞는 근육량이 생기도록 조절하면서 체지방을 줄여야 하는 것이다.

각고의 노력 끝에 드디어 정상 체중, 정상 체지방의 범주에 들어섰다. 그런데 보기에도 좋은 아름다운 몸매가 만들어진 것일까? 안타깝게도 그렇지 않은 경우가 대부분이다.

체중이 정상일지라도 배나 등과 같이 신체 일부에만 지방이 축적된 경우에는 몸매가 예쁘지 않다. 이처럼 비만은 아니지만 지방이 군데군데 팔뚝이나 목, 얼굴, 허리, 아랫배, 윗배, 허벅지, 종아리 등에 쌓여 몸매나 얼굴 모양이 보기 싫은 경우 체형이 잘못되었다고 한다. 게다가 이런 부분 비만의 경우, 일반적인 운동으로는 체형이 아름답게 바뀌지 않는다. 다이어트를 해도 전체적으로 체중만 줄 뿐 체형교정에는 도움이 되지 않는다. 오히려 잘못된 식습관, 저열량 다이어트, 비타민과 미네랄 부족, 스트레스 등으로 인하여 건강을 망치기 쉽다. 심지어 탈모현상까지도 일어날 수 있으며, 여성의 경우 생리불순과 불임도 생길 수 있다.

이때 필요한 것이 체형관리(body shaping)이다. 체형관리의 궁극적인 목표는 특정한 부위에 과도하게 쌓인 지방을 제거해 아름다운 몸매를 가꾸는 것이다. 적당한 유산소 운동과 근력 운동, 스트레칭과 전문의에 의한 체형교정 프로그램이 필요하다. 기본적으로 근력운동을 통해 부족한 근육량을 늘리거나 근육이 너무 많은 경우에는 다이어트와는 다른 식이요법을 사용하는 한편, 앞에서 언급한 지방분해술과 부분 지방분해술, 자가 지방이식술, 메조디솔루션, 메조보톡스, 보톡스, 고주파 종아리퇴축술, 메조리프팅, 메조드레인, 하이드로리포클라시아, 마사지, 아로마테라피, 카복시테라피, 지방분해크림, 부분 지방흡입술 등을 자신의 체형에 맞게 프로그램화해 진행할 수 있다.

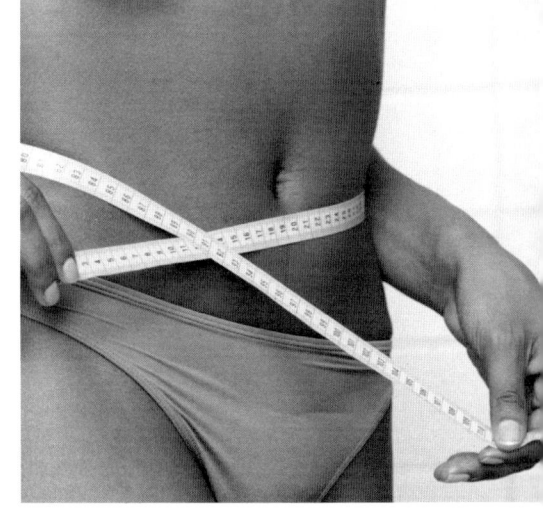

예를 들면 마른 비만에 얼굴도

핼쑥해 보이지만 유독 아랫배만 볼록 나온 경우에는 복부의 지방을 채취하여 너무 말라 보이는 얼굴에 자가지방이식을 시행하면서 부분 지방분해술을 복합적으로 사용하면 얼굴은 복스러워지고 복부는 지방이 빠지면서 탄력적으로 변하게 된다. 자가지방이식술을 할 때 채취하는 지방의 양은 약 100~200g이다. 복부 지방흡입술은 다소 위험도가 높은 전체 지방흡입술과 달리 소량의 지방만 채취하기 때문에 위험성이 거의 없다. 마취 역시 국소마취를 하여 편안하게 시술을 받을 수 있도록 잠시 잠이 들게 하기 때문에 마취사고나 심각한 부작용도 없다.

그 밖의 방법들도 통증은 물론 위험적인 요소가 전혀 없어 본인에게 맞춘 프로그램을 잘 따르며 약간의 노력만 한다면 아름다운 체형으로 바뀔 수 있다. 더불어 식습관, 흡연, 음주, 스트레스 등을 조절하고 건강에 꼭 필요한 컬러 푸드를 병행하면 아름답고 건강하면서 한층 젊어 보이는 체형으로 거듭날 수 있다.

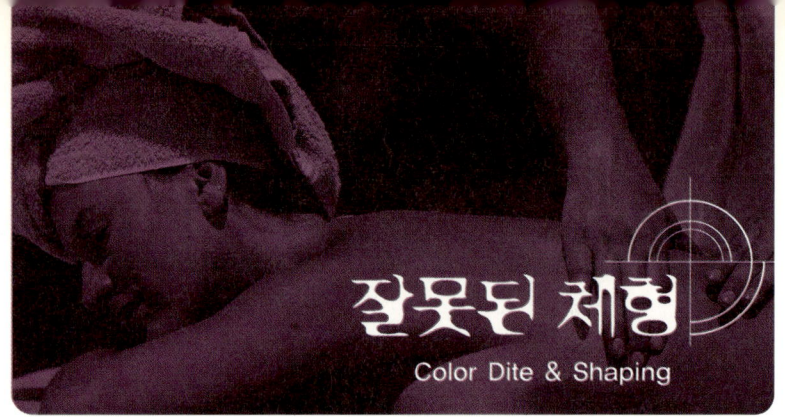

잘못된 체형
Color Dite & Shaping

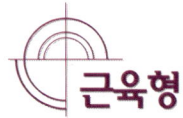
근육형

　근육질 몸매의 소유자가 운동을 하지 않으면 근육이 모두 지방으로 변해버린다는 속설이 있다. 속설이기는 하나 아주 근거가 없는 이야기는 아니다. 수영 강사나 역도 선수처럼 몸에 지방은 거의 없는 근육형은 운동을 조금만 줄여도 다른 사람보다 지방이 빨리 쌓이기 쉽다. 게다가 근육이 너무 많으면 몸이 두꺼워져 뚱뚱해 보이기 쉽다.

　앞서 언급한 수영 강사가 바로 이 같은 경우였다. 그녀는 직업상 매일 수영장에서 생활하며 운동을 하는데도 불구하고 평소보다 운동량이 조금이라도 줄거나 음식을 더 먹으면 바로 체중이 느는데다 운동으로 인해 발달된 근육 때문에 체형이 망가져 있었다. 이런 경우에는 근육을 약간 줄이더라도 지방을 없애는 것이 중요하다.

문제는 방법이다. 일반적인 저칼로리 다이어트만 할 경우에는 몸에 힘이 빠지고 영양불균형만 일어날 뿐 근육은 별로 줄지 않는다. 결국 체형이 바뀌지 않는 셈이다.

근육형의 식이요법은 다른 다이어트와 달리 육류는 일주일에 한 번 100~200g 정도 수육상태로만 먹고 다른 단백질은 반드시 등 푸른 생선으로 섭취해야 한다. 육류 단백질을 완전히 제한하지 않는 것은 지방 연소를 위해 근육을 어느 정도 유지해야 하는데다 육류 단백질의 아미노산이 두뇌와 심장 같은 곳에서 꼭 필요하기 때문이다.

하지만 일주일에 2~3번 섭취하는 등 푸른 생선에는 칼로리가 적은 오메가3 지방이 들어있어 생선이나 패류를 삶거나 졸인 형태로 단백질을 보충해야 한다. 생선의 단백질은 육류의 단백질보다 칼로리도 적고 근육으로 바뀌는 것이 적기 때문에 근육형의 체형을 바꾸는 데 커다란 도움이 된다. 오메가3 지방산은 불포화지방산으로 우리 몸 속의 중성지방을 떨어뜨려 준다. 생선을 튀겨 먹는 경우 섭취 열량이 최소한 1.5배 이상 증가하므로 튀기는 것은 반드시 피해야 한다.

종아리 알통은 식이요법만으로는 쉽게 빠지지 않는다. 종아리 근육은 걸을 때 우리 몸무게를 지탱하는 근육이기 때문이다. 다른 곳은 빠지더라도 이곳은 좀처럼 빠지지 않는 것도 그 때문이다. 알통을 없애기 위해 일부 근육을 수술로 제거하기도 하지만, 수술을 할 경우 근육의 균형이 맞지 않을 수 있으므로 보행이나 달릴 때 지장을 초래할 수 있다. 대신 보톡스 주사와 고주파 종아리퇴축술을 이용하면 보행지장 등의 위험 없이 종아리 알통을 줄일 수 있다. 하지만 이 역시 한번에 과도하게 종아리 알통을 없애려고 한다면 수술과 마찬가지로 보행에 지장을 초래할 수 있다. 때문에 한꺼번에 교정하는 것보다는 3개월 정도의 시간 간격을 두고 조금씩 교정하는 것이 바람직하다.

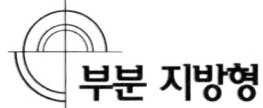
부분 지방형

　갈비찜을 찬 곳에 두면 기름덩어리들이 딱딱하게 굳는 것을 볼 수 있다. 이처럼 기름덩어리가 우리 몸 일부에 셀룰라이트라는 형태로 딱딱하게 쌓인 경우를 바로 부분 지방형이라 한다.
　살찐 부위를 엄지와 검지 사이에 놓고 들어 올리듯이 잡아당기면 마치 그 피부가 귤의 껍질 같이 오톨도톨하게 보이면서 지방덩어리가 튀어나온 것이 보이는데 그것이 바로 셀룰라이트이다. 살이 찌다보면 지방 세포 크기가 커지면서 주위의 림프관이나 미세혈관을 눌러 순환에 방해를 주기 때문에 그 주변이 점점 질기고 딱딱한 섬유조직으로 바뀐다. 셀룰라이트는 이렇게 생기는 것이다.

셀룰라이트는 지방덩어리가 귤껍질 속에 있는 귤처럼 단단한 섬유질 막에 쌓여있는 형태이므로 일반적인 운동요법, 식이요법만으로는 해결되지 않는다. 체중을 15kg 이상 감량했다 하더라도 매끄럽고 아름다운 몸매가 되지 않고 보기 싫은 부분이 남는 것이 바로 이 때문이다.

셀룰라이트를 없애려면 우선 지방 세포를 둘러싸고 있는 귤껍질 같은 섬유소 막을 제거해야 한다. 지방분해술 장비를 이용하면 통증이나 위험 없이 섬유소 막을 제거할 수 있다.

둘째, 순환이 안 되기 때문에 그 부위의 순환이 잘 되게 해주어야 한다. 메조테라피와 감압체지방분해기를 이용하여 림프액과 혈액의 순환을 도와 혈행 장애도 막을 수 있다.

셀룰라이트를 없애는 마지막 관문은 커다란 지방 세포를 가능한 줄이는 것이다. 저칼로리 다이어트만 할 경우 지방 세포의 막은 그대로 있고 지방만 줄어들게 된다. 커다란 풍선에 바람이 빠진 것처럼 지방 세포가 쭈글쭈글해진 채 크기만 줄어드는 것이다. 결국 다이어트가 끝난 후 음식량을 늘리면 이 지방 세포부터 먼저 채우게 된다. 이는 우리 몸이 항상성을 유지하려 하기 때문이다. 따라서 커져버린 지방 세포를 완전히 없애지 않으면 기껏 살을 빼고 나서도 요요현상을 막기 힘들어진다. 큰 지방 세포를 없애는 것은 복합적인 방법을 이용해야 한다. 메조테라피 중 PPP(Point Part Point) 주사방법과 하이드로리포클라시아 방법을 번갈아 사용하면서 고주파 치료와 어코닉 레이저를 이용하는 것도 좋은 방법이다.

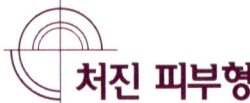
처진 피부형

다이어트가 끝나고 나면 바람 빠진 풍선처럼 지방이 빠진 피부가 처지는 경우가 왕왕 있다. 한편 살을 빼기도 전부터 피부가 처진 이들도 적지 않다. 특히 나이가 들거나 출산 후, 살이 갑자기 쪘다가 빠지는 경우에 피부가 처지기 쉽다.

처진 피부에 탄력을 주려면 우선 영양상태의 균형이 잡혀야 한다. 모발 검사 등을 통해 영양상태를 정확하게 평가한 후 인체의 비타민과 미네랄의 교정이 이루어져야 한다. 특히 항산화 비타민과 비타민 C, 콜라겐은 피부탄력에 직접 작용하는 영양 성분들이므로 충분히 섭취하도록 한다.

피부에 직접 탄력을 주는 방법도 물론 병행되어야 한다. 피부에 탄력을 주는 감압체지방분해기를 지속적으로 사용하면서 적외선 치료기로 내장비만에 효과적인 앨

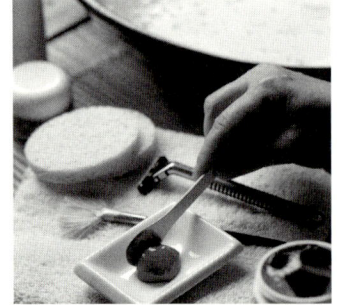

리스와 고주파 치료기를 이용해 피부에 열을 주면 피부 속의 콜라겐을 탄력 있게 만들어 준다. 지방을 녹여주는 고주파 치료도 역시 콜라겐을 탄탄하게 재배열시키므로 효과적이다.

그 밖에 피부탄력에 도움을 주는 콜라겐과 더불어 꼭 필요한 하이알뉴로닉산을 주사형태로 주입하는 것도 피부에 탄력을 주는 데 많은 도움을 줄 수 있다.

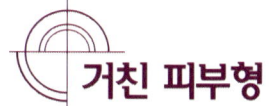
거친 피부형

살을 빼다보면 지방 섭취도 줄여야 하고 몸 속에 있던 지방도 빠져나가기 때문에 피부가 메마르고 거칠어지기 마련이다. 다이어트와 체형교정의 목적이 아름다움을 얻기 위한 바, 피부 또한 성공적인 다이어트와 체형교정의 중요한 조건이 아닐 수 없다.

따라서 다이어트 중에도 피부에 영양을 공급하기 위해서는 단백질과 지방 섭취가 반드시 필요하다. 단백질은 수육상태로 일주일에 100~200g씩 섭취하고, 지방은 등 푸른 생선이나 삶은 계란 하나만 먹어도 충분하다.

이 같은 식단에도 불구하고 피부 자체에 지방을 공급하는 것은 부족하다. 피부에 지방을 충분히 공급할 수 있을 정도로 지방을 섭취하게 되면 살이 찌기 때문이다.

이럴 때 거친 피부를 아름답고 팽팽하게 만드는 데 도움을 주는 것이 바로 아로마 오일이다. 아로마 오일을 일주일에 1~2번씩 피부에 마사지하듯 문지르면 젊고 매끈한 피부로 돌아가게 된다.

하지만 얼굴의 경우 아로마 치료만으로는 부족하다. 얼굴 피부는 일단 처지면 다른 곳보다 훨씬 더 늘어져 보이기 때문이다. 따라서 얼굴에는 충분한 수분을 공급하고 탄력을 주는 치료가 필요하다. 메조마스크 · 메조리프팅 · 메조필링을 사용하게 되면 피부가 맑고 탄력 있게 변해 자신의 나이보다 최소한 5년 이상 젊어 보일 수 있다.

주름의 경우 보다 전문적인 치료가 필요하다. 위의 방법들로 잔주름은 없어질 수 있지만 굵은 주름의 경우에는 보톡스나 메조보톡스, 깊이 주름진 부위를 채워주는 필라 요법을 부분적으로 같이 시행해야 한다.

나이가 적고 주름이 적을수록 한두 가지 방법만으로도 충분하며, 주름이 많거나 깊을수록 여러 가지 방법을 복합적으로 사용한다.

한편 얼굴에 살이 빠져 광대뼈는 더 나와 보이고 볼살은 쑥 들어간 경우나 팔자주름이 심한 경우 등 얼굴의 한 부분이 보기 싫게 쑥 들어간 경우에는 부분 자가지방이식술을 사용하여 주사요법만으로 살이 빠진 부위를 윤택하게 만들 수 있다.

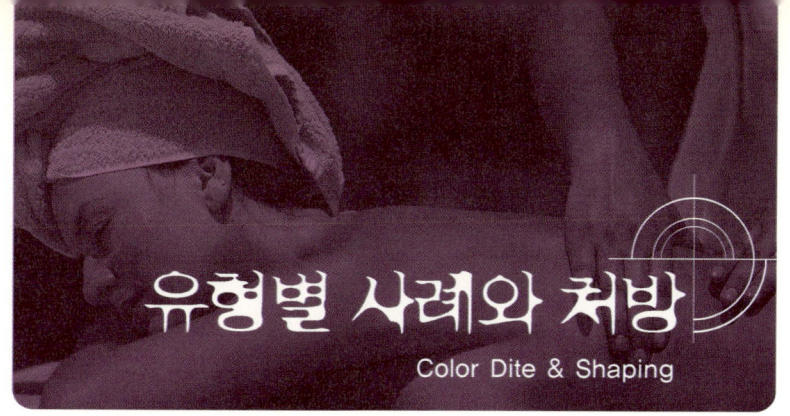

유형별 사례와 처방
Color Dite & Shaping

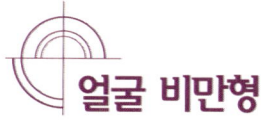
얼굴 비만형

얼굴이 크다고 해서 모두 같은 것은 아니다. 사람마다 살이 찐 부위가 각기 다르고, 무엇보다 주관적으로 본인의 얼굴 중 마음에 안 드는 곳이 있게 마련이다. 따라서 얼굴 비만을 치료할 때에는 전문의의 객관적인 의견과 더불어 환자 자신의 주관적인 의견이 종합되어야 한다. 성형수술과 같은 침습적인 방법이 아니기 때문에 환자의 의견에 따라 프로그램이나 치료부위를 조금씩 바꿀 수 있기 때문이다.

예를 들어 눈 밑이 처지고 툭 튀어나와 지치고 피곤해 보이는 인상이라면 메조디솔루션과 메조리프팅을 사용해 눈 밑의 지방을 분해하면서 피부를 훨씬 덜 처지게 만들 수 있다. 턱이나 눈 밑의 살은 하이드로리포클라시아와 레이저를 이용해 한두 번 시행하면 살은 쉽게 뺄 수 있다.

이중 턱의 경우 턱살을 빼더라도 살이 늘어지기 쉽다. 이때에는 위의 방법에 메조보톡스와 메조리프팅, 피부에 탄력을 주는 기구를 더하면 살이 빠지는 것은 물론 한결 젊어 보일 수 있다. 사각턱은 겉으로 보이는 지방이 있는 경우에는 위의 방법으로 치료가 되지만 저작근이 발달되어 근육이 많은 경우에는 보톡스 요법을 이용해서 근육을 축소시켜야 한다. 보톡스 주사는 정기적으로 최소 3~6개월 간격으로는 맞아야 하는 불편이 있다. 또 같은 사각턱이라도 뼈가 많이 튀어나온 경우에는 뼈를 깎아내는 성형수술 외에는 다른 방법이 없다.

전체적으로 얼굴이 커 보이지만 볼살만 쏙 들어간 경우에는 앞서 언급한 방법으로 다른 부위는 빼면서 푹 팬 볼살만 자가지방이식술로 통통하고 귀엽게 만들 수 있다.

윗입술이 툭 튀어나온 경우나 턱살이 앞으로 튀어나와 주걱턱으로 보이는 경우에도 이런 여러 가지 방법을 이용하여 자연스럽게 만들어 줄 수가 있다.

단, 이 모든 방법을 시행해 만족할 만한 성과를 얻었을지라도 차후에 잘못된 식습관을 바로 잡지 않으면 어느 정도 시간이 흐른 후 재발할 수밖에 없다. 따라서 평소 작고 탄력 있는 얼굴을 위한 운동과 마사지, 올바른 식습관 등을 꾸준히 하는 것이 중요하다.

> **≫ 얼굴 마사지법** - 얼굴 중앙 즉, 코, 이마 가운데, 입술 쪽에서 귀 쪽으로 손바닥을 누르고 부드럽게 밀어준다.

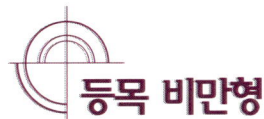
등목 비만형

등과 목에 살이 많으면 목이 짧아 보이기 때문에 둔한 인상을 주기 쉽다. 게다가 등목 비만형의 경우 대개 자세가 나빠 어깨에 통증이 있거나 팔과 손이 저린 증상을 호소하는 이들이 많다. 이때에는 일반적인 식습관과 경추(목뼈)의 상태를 바로잡는 자세를 늘 유지하고 또 그와 관련된 운동이 병행되어야 한다. 두툼하게 지방이 쌓인 부분은 메조디솔루션과 지방분해술만으로도 쉽고 빠르게 교정할 수 있지만, 자세가 잘못되어 오는 통증이나 저림 또 그로 인한 비만은 자세를 바로잡지 않는 한 계속될 수밖에 없기 때문이다.

목 비만형은 대부분 어깨 비만형이나 팔뚝 비만형을 동반하기 쉽고 또한 등의 위쪽에 통증을 느끼는 경우가 많다. 그래서 비만 치료와 더불어 통증관리도 필요하다. 메조테라피는 비만만 해결해줄 뿐 아니라 그 부분의 혈액과 림프의 순환도 원활하게 하기 때문에 통증을 없애는 데도 큰 도움이 된다.

>>> 목 스트레칭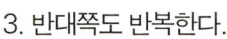

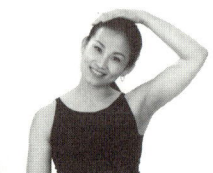

1. 바닥에 엉덩이를 대고 등을 쭉 펴서 바르게 앉는다.
2. 양 어깨를 일직선으로 유지하고 머리를 한쪽으로 천천히 기울여 10~15초 정도 어깨와 목을 늘려주며 숨을 내쉰다.
3. 반대쪽도 반복한다.

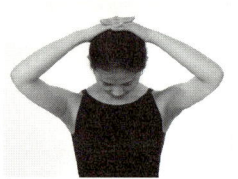

4. 양손을 머리 뒤로 깍지 끼고 머리를 가슴 앞으로 숙여 뒤목줄기를 10~15초 정도 천천히 늘려주며 숨을 내쉰다(이때 등이 굽지 않도록 한다).
5. 연결동작으로 천천히 반복한다.

>>> 목 마사지법 – 등목 가운데서 어깨 뒤쪽과 귀 쪽으로 손바닥을 사용해 밀어준다.

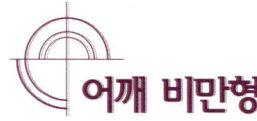
어깨 비만형

어깨 비만형은 거의 대부분 팔뚝 비만형과 동반된다. 어깨와 팔이 두꺼우면 다른 곳이 말랐어도 뚱뚱한 인상을 주기 쉽다. 어깨 비만형은 아주 뚱뚱해서 정말로 덩치가 산만한 경우를 제외하고는 남성에게는 거의 없다. 대신 가정주부들에게 많은 편이다. 가정주부들의 경우 대체로 집에서 가사 일만 하고 운동을 하지 않기 때문에 임신했을 때부터 생겨난 지방이 없어지지 않고 그대로 셀룰라이트 형태로 굳어 팔뚝이나 어깨에 남은 탓이다.

목 비만형과 마찬가지로 메조디솔루션과 지방분해술로 쉽게 교정할 수 있다. 하지만 만족스럽게 치료가 끝났다 해도 평소에 조그만 아령으로 운동을 해주는 것이 도움이 되며, 목 쪽을 향하여 아침저녁으로 문질러 주는 자가 마사지도 도움이 된다.

≫ 어깨 운동법

덤벨 앞·옆으로 들고 내리기

1. 어깨너비로 양발을 벌리고 양손에 덤벨을 쥔 후 손등이 앞쪽을 향하도록 허벅지 앞에서 준비한다.
2. 덤벨을 어깨 앞으로 천천히 들어주며 숨을 내쉰다. 잠깐 멈춘 뒤 천천히 처음 자세로 내려준다.
3. 팔을 벌려 어깨 높이의 양 옆으로 덤벨을 들어 올리고 잠깐 멈췄다 천천히 내린다.
4. 덤벨을 끌어 올리는 느낌으로 팔꿈치를 접어 아래에서 위로 당겨 올렸다가 잠깐 멈춘 후 천천히 처음 자세로 돌아간다.
5. 연결동작으로 10~15회 반복한다.

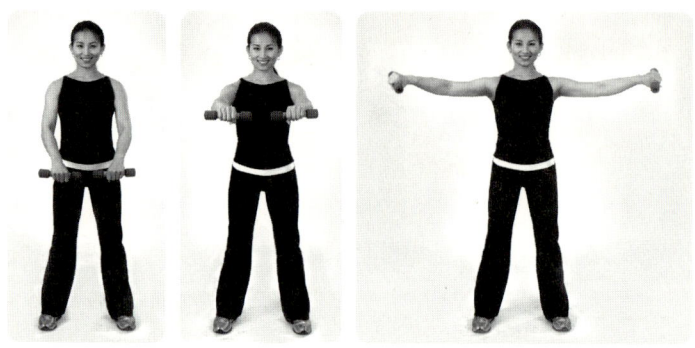

>>> 어깨·팔 스트레칭

1. 양발을 어깨너비로 벌리고 서서 오른쪽 팔꿈치를 접어 머리 뒤쪽에 놓고 왼손으로 오른쪽 팔꿈치를 눌러준다. 몸통이 돌아가지 않도록 자세를 유지하고 팔의 위쪽과 옆쪽이 충분히 스트레칭 되도록 한다.

2. 숨을 내쉬면서 10초간 유지하고, 반대쪽도 같은 방법으로 스트레칭 한다.

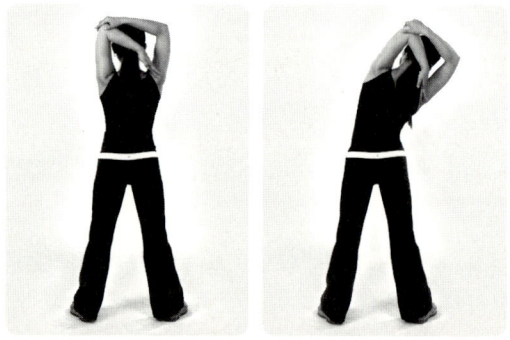

>>> **어깨 마사지법** – 어깨의 앞이나 뒤에서 겨드랑이 쪽으로 손바닥을 사용해 밀어준다.

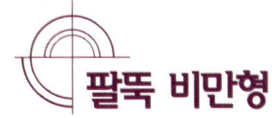
팔뚝 비만형

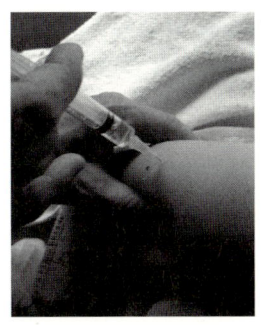

팔뚝 비만형은 비만한 환자 거의 모두에게 생기지만 유난히 팔뚝만 두꺼운 사람들도 있다. 대부분의 팔뚝 비만형이 가장 난감해 할 때는 새 옷을 사거나 계절이 바뀌어 입던 옷이 바뀔 때이다. 자신의 체형에 맞는 사이즈를 골랐음에도 불구하고 팔뚝이 두꺼워 옷을 입지 못하는 경우가 많기 때문이다. 이들의 가장 큰 소원은 팔뚝 살을 빼 자신에게 맞는 옷을 가뿐하게 입어보는 것이다.

팔뚝 비만형의 경우에는 메조디솔루션, 지방분해술과 더불어 카복시 치료를 이용할 수 있다. 메조디솔루션과 지방분해술은 지방을 빼는 데 빠른 효과를 볼 수 있기는 하지만 자칫 피부가 탄력을 잃어 팔뚝 뒤쪽 살이 늘어질 수 있다. 이때 카복시테라피를 병행하면 탄력도 생기고 날씬하고 예쁜 팔뚝을 지니게 되는 것이다.

한편 일반적인 방법으로는 해결되지 않을 정도로 아주 심하게 굳은 팔뚝 지방의 경우, 하이드로리포클라시아를 이용하면 쉽게 해결할 수 있다.

>>> 팔뚝 운동법

팔뚝 앞쪽 운동

1. 양손에 덤벨을 쥐고 서서 팔꿈치를 접어 어깨 위치로 당겨주고 다시 천천히 처음 자세로 돌아간다.
2. 이때 손목과 팔꿈치를 고정시켜 주며 팔꿈치를 접을 때 숨을 내쉰다.
3. 10~15회 반복한다.

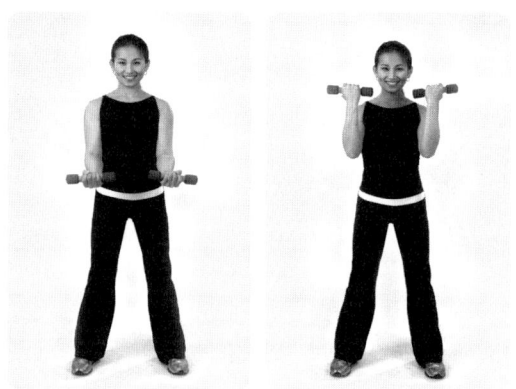

팔뚝 뒤쪽 운동

1. 한 발을 앞에 다른 발을 뒤에 두고 상체를 바르게 하여 런지 자세를 취한다.
2. 덤벨을 잡을 팔을 등 뒤로 충분히 당겨주고 팔꿈치를 접어 준비한다.
3. 아래 팔뚝을 천천히 펴며 위쪽으로 밀어주고 숨을 내쉰다.
4. 천천히 처음 자세로 돌아오며 10~15회 반복한다.

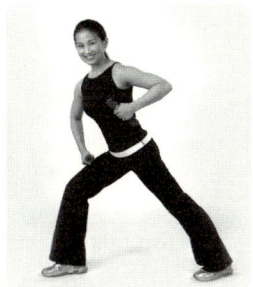 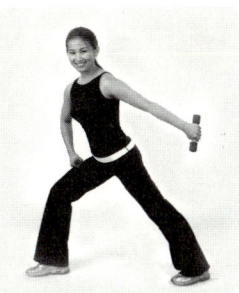

≫ **팔뚝 마사지법** – 손목부터 어깨 쪽으로 즉, 아래에서 위쪽으로 손바닥을 사용해 밀어준다.

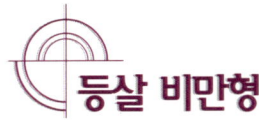 등살 비만형

등살 비만형은 비만한 환자가 살을 빼고 난 후에도 부분적으로 지방이 쌓여 있어서 생기는 경우가 많다. 물론 전체적으로 비만한 경우라면 등에도 당연히 지방이 쌓이기 때문에 생기게 되겠지만, 살을 빼고 난 후에도 여전히 보이는 등살 때문에 고민하는 경우가 많다. 이 같은 경우에도 어깨 비만형과 같은 방법을 이용한다면 쉽게 뺄 수 있다. 등에는 다른 부위보다 지방이 적게 붙기 때문에 치료기간도 짧고 빠른 효과를 볼 수 있다. 단, 등에 지방이 아닌 근육이 붙어있는 경우에는 반대로 시간이 오래 걸릴 수밖에 없다.

≫ 등 스트레칭

1. 양쪽 무릎과 양손을 바닥에 평행이 되도록 바닥에 대고 머리부터 꼬리뼈까지 일직선이 되도록 바르게 펴서 준비한다.
2. 숨을 내쉬며 복부를 말아 등이 아치 모양이 되도록 고양이등 자세를 만든다.
3. 어깨와 목이 긴장되지 않도록 10~15초 정도 충분히 스트레칭 한다.

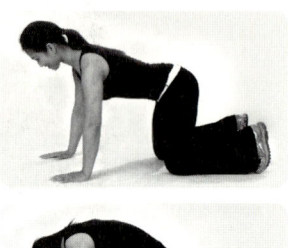
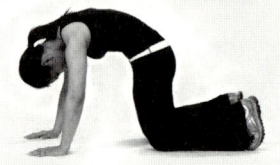

≫ 등운동법

1. 바닥에 엎드려 양 손등을 포개어 이마에 두고 양 다리를 골반너비로 쭉 뻗어준다.
2. 발끝은 바닥에 고정시켜 엉덩이와 허벅지는 긴장시켜주고 머리부터 가슴까지 천천히 바닥에서 떨어뜨리며 위로 들어올린다.
3. 어깨와 목이 긴장하지 않도록 엉덩이와 복부를 조여주며 10~15회 반복한다.

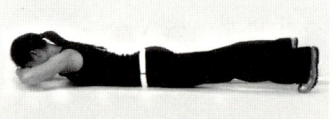
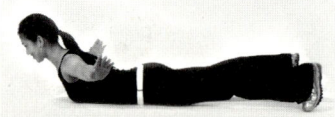

> ≫ **등살 마사지법** - 등살 쪽에서 안쪽으로 손바닥으로 밀어주고, 겨드랑이 쪽으로도 다시 손바닥으로 밀어준다.

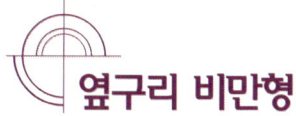
옆구리 비만형

바지를 입어도 허릿살이 삐져나오는 유형으로 이는 피하지방이 원인이다. 피부에 탄력이 없고 늘어져 보기에도 거북하다.

주로 출산 후 여성들에게 많이 나타나기 때문에 임신 중 관리가 중요하다. 우리나라 산모들은 대체로 임신 중 운동량은 지나치게 적은 반면 영양 섭취는 넘친다. 출산 후에도 산후조리란 명목 하에 움직임과 활동이 극히 제한되기 때문에 임신 중 늘어났던 배와 증가된 체중이 정상으로 돌아오지 못하는 경우가 많다. 우리나라 여성 비만의 60% 이상이 산후 비만이 원인일 정도이다.

꾸준한 운동과 칼로리 제한은 기본으로 식단의 변화부터 꾀해야 한다. 지방 섭취를 줄이고 보리밥, 현미밥 등 잡곡밥을 먹는 것이 바람직하다. 잡곡밥은 식이섬유가 풍부해 변비를 예방하고 쉽게 포만감을 준다. 운동은 수영과 에어로빅 등 유산소 운동을 하는데 이 때 늘어진 피부에 탄력을 주고 피하지방을 제거하는 복부 운동을 겸하면 금상첨화이다. 바닥에 앉아 다리를 쭉 뻗은 상태에서 양손으로 타월의 양끝을 잡고 팔을 쭉 뻗은 다음 좌우로 허리를 움직여 준다. 다리를 벌린 상태로 앉아 몸을 옆으로 굽혀 좌우 각각 10~15회 정도 하는 것도 좋은 방법이다.

문제는 피하지방은 섭취 열량을 줄이고 운동을 하더라도 좀처럼 사라지지 않는다는 점이다. 이럴 때는 아로마 마사지가 효과적이다. 그레이프플루츠, 쥬니퍼, 페넬, 싸이프레스를 잘 혼합한 뒤 복부의 늘어진 부분을 감싸듯 마사지하면 피부의 탄력도 얻고 셀룰라이트의 제거 효과도 볼 수 있다.

지방분해 장비를 이용한 기계적인 치료법도 도움이 된다. 감압 체지방분해기를 이용하여 늘어난 피부에 탄력을 불어 넣어주고 초음파와 전기자극을 통해 지방을 분해하게 된다. 수술적 방법이 아니므로 지방흡입과 같은 부작용이 걱정되는 사람에게 안성맞춤이다. 하지만 기계 치료라고 해서 가만히 앉아 있는 것은 아니다. 분해된 지방을 연소하는 운동은 이 시술에 있어서도 필수적이다. 이 같은 방법으로도 셀룰라이트가 많이 남아 있을 때에는 하이드로리포클라시아와 고주파, 레이저를 이용하면 커다란 효과를 볼 수 있다.

≫ 옆구리 운동

Jack Knife
1. 양 다리를 모아 아래로 쭉 뻗고 왼쪽으로 눕는다.
2. 왼쪽 팔꿈치와 어깨가 일직선이 되도록 아래 팔뚝을 바닥에 두고 오른쪽 주먹을 귀를 밀듯 위치시켜준다. 이때 어깨가 긴장되어 목이 짧아지지 않도록 주의한다.
3. 위쪽 다리를 향하여 몸통을 가능한 한 당겨 올려준다.

4. 옆구리를 충분히 수축시킨 후 천천히 처음 자세로 돌아온다.
5. 충분히 반복하고 반대쪽도 같은 방법으로 10~15회 반복한다.

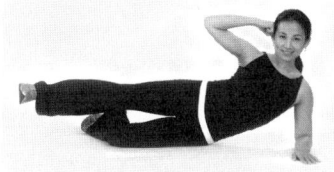 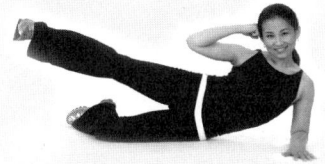

Sanding Side Twist

1. 양발을 어깨너비만큼 벌리고 서서 바디 바(body bar)나 우산을 잡고 어깨높이로 들어올려 준비한다.
2. 가능한 한 멀리 상체를 트위스트 시켜 옆구리를 수축시켜준다.
3. 같은 방법으로 반대쪽도 연결동작으로 반복한다. 이때 엉덩이의 위치는 고정시켜준다.
4. 10~15회 반복한다.

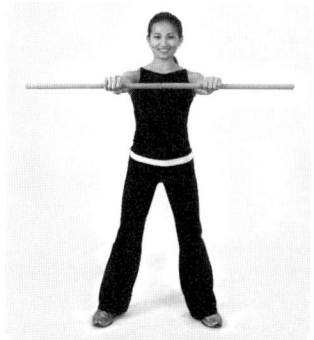 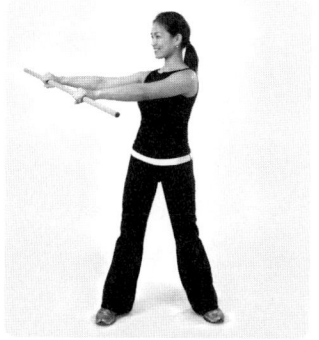

>>> **옆구리 마사지법** - 옆구리의 위에서 아래쪽으로 사타구니 쪽을 향하여 문질러준다. 또, 옆구리에서 겨드랑이 위쪽으로도 밀어올려준다.

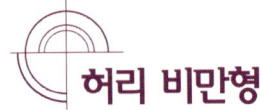
허리 비만형

배꼽 주위로 두툼하게 살이 붙은 유형으로 윗배와 아랫배가 모두 나와 둥그스름하게 연결되었다고 해서 '남산형'이라 부르기도 한다. 피하지방은 물론 내장의 지방도 증가되어 있어 각종 성인병의 합병증이 가장 많이 생기는 타입의 비만이다.

이 유형은 주로 어려서부터 비만이었던 경우가 많다. 덕분에 그 어떤 비만보다 치료가 힘들다. 성인이 된 후 나타나는 비만은 지방 세포의 수는 늘어나지 않고 지방 세포 자체의 크기가 커지는 반면 소아비만은 지방 세포 수가 늘어나기 때문이다. 소아비만뿐만 아니라 다른 형태의 복부비만도 심해지면 남산형 복부비만으로 진행된다. 또 전신이 비만인 경우가 많고 고도비만 환자도 종종 있다.

앞서 말했듯 이 유형은 정말 치료가 힘들다. 그렇기 때문에 비만 치료의 네 가지 방법(운동요법, 식이요법, 행동수정요법, 약물요법)이 모두 필요한 경우가 많다. 합병증이 동반되는 경우도 많아 다각도로 접근해야 한다.

철저한 식이요법은 기본이며 절대 금연, 금주해야 하고 단 음식, 청량음료, 패스트푸드도 피해야 한다. 하루 열량 섭취는 1,500kcal 이하로 제한하고, 곡물과 야채 위주의 식단을 짠다. 등 푸른 생선과 기름을 뺀 살코기로 부족한 동물성 단백질을 채우는 것도 지켜야 할 중요한 포인트이다. 한편 고도비만에 합병증이 동반된 경우에 한해 전문가의 처방과 진찰에 따라 하루 700~800kcal만 섭취하는 초저열량 다이어트를 하는 경우도 있다.

더불어 비만을 유발하는 행동양식을 변화시키는 행동수정요법이 필수이며 규칙적으로 운동을 해야 한다. 결코 몇 달 안에 해결될 문제가 아니므로 적어도 1~2년 이상 운동을 규칙적으로 해야 한다. 오랜 기간 해야 하므로 즐겁게 할 수 있는 운동이 좋다. 다른 사람과 함께 대화하며 어울리는 테니스와 탁구, 댄스 등이 적합하다. 쉽게 지칠 우려가 있으므로 강도는 너무 높지 않은 것이 바람직하다. 더불어 요가 등을 실시하면 체중 감량에 의한 스트레스도 줄이고 살도 빼는 효과를 얻을 수 있다. 무엇보다 이와 같은 방법으로 차츰 운동에 취미를 붙이는 것이 무엇보다 중요하다.

그럼에도 불구하고 좀처럼 뱃살이 빠지지 않을 때는 비만 치료제의 도움을 구할 수 있다. 치료제 복용으로 살이 빠지면서 체중 감량에 대한 자신감을 얻고 탄력을 받을 수 있다. 그러나 이는 어디까지나 보조적인 치료일 뿐 치료제에 전적으로 의지해서는 안 된다는 것을 명심해야 한다. 이 경우에는 내장지방과 피하지방이 둘 다 많기 때문에 위에서 언급한 복합적인 방법들이 전부 동원되어야 한다. 단, 환자의 상태, 경제적 요건, 시간 등을 고려하여 그 환자에게 가장 맞는 방법을 프로그램화하는 것이 가장 중요하다.

  심각한 성인병이나 암을 유발할 수 있기 때문에 가장 시급한 형태의 환자이고 또한 무리하지 않는 한에서 살을 빨리 빼도록 노력해야 한다. 성인병이나 암뿐만 아니라 무릎관절에 무리가 오게 되어 관절염도 생기고 허리에도 무리가 가게 되어 추간판탈출증(일명 디스크), 요통과 하지에도 통증을 일으킬 수 있다. 따라서 심한 경우에는 추간판탈출증 수술이나 무릎관절의 수술을 해야 하며 비용을 많이 들여 수술을 해서 좋아졌다할지라도 비만을 근본적으로 해결하지 않으면 당연히 1~2년 뒤에 재발하게 된다. 하지만 살만 빠진다면 비만으로 인해 생긴 여러 합병증들은 사라지게 마련이다.

  필자의 환자 중 무릎관절 수술을 권유받던 65세 할머니가 있었다. 원인은 비만. 필자가 15년 이상 보아오면서 항상 체중 감량을 강조해왔는데도 결국 비만으로 인해 무릎에 무리가 온 것이었다. 다른 병원에서 수술을 권했지만 할머니의 친구가 허리와 무릎관절 수술을 받고 나서 2년 후 재발하는 바람에 재수술을 받고 고통스러워하는 것을 본 할머니는 수술만큼은 피하고 싶다고 했다. 그래서 우선 살을 빼기로 했다. 연세가 있기 때문에 급하게 살을 빼는 것보다는 한 달에 3kg 감량을 목표로 꾸준히 치료하기로 했다. 일주일에 2번 정도 메조테라피, 저주파 지방분해기, 고주파 지방분해기, 감압 체지방분해기, 앨리스 등을 복합적으로 사용하여 5개월간 약

15kg를 감량하였다. 연세가 있음에도 불구하고 영양의 균형을 맞추면서 운동, 식이요법, 지방분해술을 병행해 건강상의 무리 없이 감량을 한 경우이다. 체중이 6kg 이상 줄자 무릎통증과 허리통증이 줄어들기 시작했으며, 현재는 통증이 거의 없어 마음껏 여행도 다닐 수 있을 정도가 되었다.

수술을 해야 할 정도로 심했던 통증이 살을 빼는 것만으로 사라지는 것을 의아하게 여겨질 수도 있다. 그러나 매일 15kg짜리 아이를 안고 다녔다고 생각하면 금세 이해가 될 것이다. 15kg이나 되는 지방을 안고 다니는 동안 허리와 무릎관절에 무리를 주어 질병이 생긴 것이다. 수술로 치료하더라도 살을 빼지 않으면 다시 무리가 가 또 다시 수술을 할 수밖에 없다. 결국 체중 감량만으로 추간판탈출증이나 무릎관절을 고칠 수 있는 셈이다. 또한 체중 감량으로 인해 앞으로 생길 성인병이나 암의 발생률도 줄어드니 일석이조인 셈이다.

>>> 허리 운동법

Bridge 엎드려 버티기

복부를 감싸고 있는 모든 근육을 긴장시켜주며 처진 배에 탄력을 주기 위한 운동이다.

1. 바닥에 엎드린 다음 팔꿈치는 접어 어깨 바로 아래에 위치시킨 후 바닥에 두고 시선은 앞을 향한다.
2. 양 다리를 모아 발목을 꺾어 세우고 무릎을 펴주며 몸 전체를 들

어올린다. 허리가 아래로 꺼지지 않도록 바닥과 평행이 되도록 유지한다.

3. 약 30~60초 정도 유지한다.

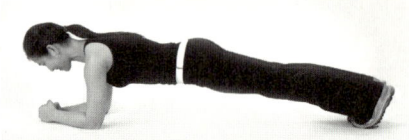

Toe Touch

1. 바닥에 등을 대고 누워 양쪽 팔과 양쪽 다리를 몸통과 직각이 되도록 쭉 뻗어 올려준다.

2. 머리를 살짝 들고 복부를 긴장시켜 준비한다.

3. 가능한 한 손끝이 발끝에 닿도록 몸통을 천천히 수축시켜준다. 이때 숨을 내쉬며 천천히 처음 자세로 돌아온다.

4. 10~15회 반복한다.

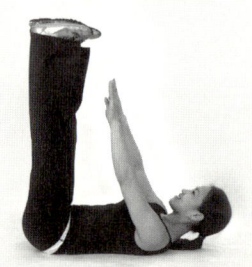 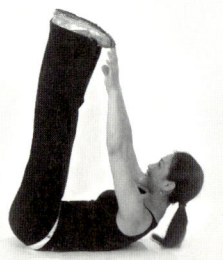

≫ **허리 마사지법** - 허리 중앙에서 배 쪽으로 손바닥을 사용해 밀어주고, 배는 위에서 아래쪽 즉, 사타구니 쪽으로 밀어준다.

윗배 비만형

　윗배 비만형은 폭식과 과식을 자주 하는 사람에게 많이 나타나는 유형으로 남성에게 많다. 팔 다리는 가는 반면 윗배만 볼록 튀어나와 '거미형 비만', 내장에 지방이 많이 쌓인다 하여 '내장비만'이라고도 한다. 이들의 복부를 컴퓨터 단층촬영을 해보면 피하에는 지방이 많지 않은 반면 장간막 사이사이에 지방이 두껍게 분포되어 있는 것을 볼 수 있다. 내장 주위의 지방 세포는 쉽게 분해되기 때문에 혈액을 타고 흘러 혈중 콜레스테롤 수치를 높인다. 덕분에 고혈압, 당뇨, 고지혈증 등 성인병 위험을 높이며 심혈관 질환을 유발, 돌연사를 일으킬 수도 있다. 따라서 어떤 유형의 비만보다 철저하게 관리해야 한다. 더불어 다른 합병증의 여부를 파악해 함께 치료해야 한다.

　치료 및 예방의 기본방침은 생활습관을 바꾸는 것이 가장 중요하다. 우선 열량 섭취를 줄인다. 하루 섭취할 열량을 1,500kcal로 제한하고 야채와 해조류 위주의 저지방 식이를 해야 한다. 고기는 기름을 뺀 삶은 살코기를 먹어야 하고 짜거나 매운 음식도 금물이며 술과 담배는 절대 피해야 한다.

　한편 유산소 운동을 규칙적으로 해야 한다. 관절에 무리가 없는 사람이라면 가볍게 달리기나 빨리 걷기를, 관절에 무리가 있는 사람은 수영이나 자전거 페달 밟기가 이상적이다. 반면 윗몸 일으키기와 같은 복근 운동은 그다지 효과가 없다. 대신 윗몸을 30도 정도 일으켰다 누웠다를 반복하는 것이 좋다. 왜냐하면 생기는 근육을 단련시킬 뿐 내장에 있는 지방을 분해하지는 못하기 때문이다.

운동은 하루에 30분 이상씩 일주일에 5회 이상, 3개월이 넘도록 꾸준히 하는 것이 중요하다. 운동 전 5~10분간 스트레칭을 해야 격렬한 운동으로 인해 관절과 근육이 손상되는 것을 막을 수 있다. 뿐만 아니라 근육의 유연성이 늘어나고 혈액순환이 좋아지므로 몸이 따뜻해지고, 지방 연소율도 높아진다. 스트레칭은 급하게 하지 말고 천천히 근육을 늘린다는 기분으로 하는데, 10~20초간 그 자세를 유지하는 것이 중요하다. 강력한 힘으로 지방을 분해하는 고주파 치료와 앨리스 지방분해기계가 내장지방 해소에 도움이 된다.

필자의 환자 중 한국과 미국을 2~3개월에 한 번씩 번갈아가며 생활하는 56세의 재미교포 환자가 있다. 본인이 지방간과 간 기능 이상, 내장지방과 고지혈증이 있는 것을 알고 있던 그는 한국에 머무르는 동안 살을 빼기를 원했다. 그의 경우 복부에 있는 피하지방은 정상인보다 약간 많은 정도였지만 내장지방과 지방간은 성인병을 일으킬 정도로 심각한 상태였다. 두 달에 8kg를 감량한 그는 일주일에 3번씩 필자의 비만 클리닉에 들러 메조테라피와 지방분해술, 고주파 치료, 앨리스 등을 복합적으로 사용했다. 비만 치료제의 도움도 받았는데 간에 지장이 없는 녹차추출물 성분의 약을 사용했다.

한 달이 지나자 약 3.5kg 정도 빠졌으며 간 기능 수치와 콜레스테롤이 정상으로 돌아왔다. 두 달째 프로그램을 마칠 즈음이 되자 원하던 대로 약 8kg의 체중 감량이 있었고 초음파상으로 보이던 지방간도 정상으로 돌아왔다. 하지만 다시 미국으로 돌아가게 되면 기름진 식단과 칼로리 높은 서양 음식 때문에 다시 살이 찌지는 않을까 고민이 많아 보였다. 그래서 식사법을 다시 한 번 강조했다. 샐러드에 사용하는 드레싱을 마요네즈가 들어가지 않은 가벼운 드레싱으로 바꾸고, 스테이크를 먹을 때는 기름이 빠지는 석쇠에 구운 것을 먹도록 하고, 새우는 삶을 새우를, 바닷가재는 버터 소스가 아닌 칵테일 소스에 찍어 먹되 배불리 먹지 말고 약간 적게 먹도록 했다. 그가 미국으로 돌아간 지 두 달만에 전화가 왔다. 한껏 고양된 목소리로 "원장님, 제가 4kg을 더 빼서요 12kg이나 감량하니 몸이 너무너무 가벼워졌어요. 주위 친구들도 '아니 너는 어디가고 동생이 와 있냐!'고 말해줘서 참 좋습니다." 라고 필자에게 자랑을 하는 것이 아닌가. 그 후에도 성탄카드로 꾸준히 감사의 말도 전해오고 있다.

이 환자의 경우 12kg를 감량했음에도 불구하고 늙어 보이는 것이 아니라 오히려 젊어져 친구들이 '네가 아니라 네 동생 같다'며 놀릴 정도가 된 것이다. 단순히 체중과 사이즈만 줄인 것이 아니라 비타민과 미네랄 등 영양을 잘 맞춰 주었기 때문에 피부가 늘어지지 않고 탄력이 생긴 덕분이다.

>>> 윗배 운동법

1. 양손에 덤벨을 잡고 머리 위쪽으로 두고 바닥에 등을 대고 눕는다.
2. 양쪽 무릎을 접어들고 준비한다.
3. 다리와 골반을 가슴 쪽으로 끌어당기며 동시에 덤벨을 쥔 양손을 이용해 어깨를 바닥에서 떨어뜨리며 일으킨다.
4. 목에 무리가 가지 않도록 주의하며 잠깐 복부를 수축하고 멈추었다가 천천히 처음 자세로 돌아간다.
5. 10~15회 반복한다.

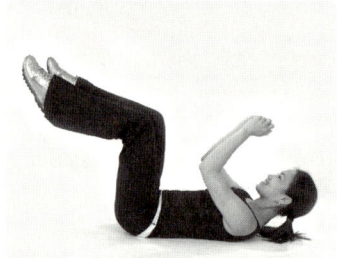 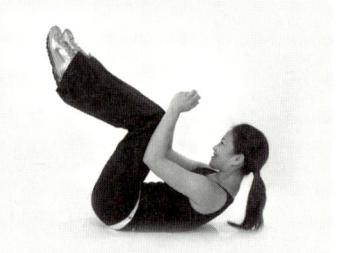

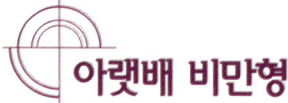
아랫배 비만형

아랫배 비만형은 변비가 심하고 활동량이 부족한 여성에게서 흔히 나타난다. 아랫배와 더불어 허벅지와 엉덩이에도 지방이 두툼하게 쌓여있다. 서양 배와 모양이 비슷하다고 '배 모양 비만'이라 부르기도 한다.

통상 여성이 남성에 비해 지방을 더 많이 갖고 있다. 여성의 몸은 위급 상황에서 자신과 2세를 위한(임신을 가능케 하려는) 호르몬의 영향으로 피부 아래에 지방을 비축해 둔다. 하지만 지방이 많아지다 보니 혈액순환에 장애가 생기고, 점차 딱딱해지면서 지방 세포가 섬유화 되어 셀룰라이트로 발전하게 된다. 덕분에 피부는 귤 껍질처럼 울퉁불퉁해진다.

내장에 지방이 많은 비만보다는 위험성이 덜 하다지만 안심할 수는 없다. 우선 활동량을 증가시켜 기초대사량을 늘려야 한다. 따로 신체활동을 하지 않아도 생명유지를 위해 소모되는 에너지를 기초대사량이라 한다. 기초대사량이 높은 사람은 똑같이 움직여도 기초대사량이 낮은 사람에 비해 살이 쉽게 빠진다.

반면 식사제한으로 체중이 줄면 기초대사량도 함께 줄어, 정상적으로 식사를 할 경우 살이 더욱 쉽게 찐다. 평소 짧은 거리라도 걷는 습관을 들이는 것은 기초대사량을 늘리는 좋은 방법이다.

운동으로는 계단 오르내리기, 수영 등이 도움이 된다. 일주일에 4~5일, 하루 30분 정도가 적당하다. 가벼운 스트레칭도 도움이 된다. 바닥에 엎드린 채 10~20cm 높이까지 윗몸을 들어 올려 뒤로 젖힌다. 지나치게 높게 젖히는 것은 금물, 한 번에 5회씩 반복하며 점차 강도를 높여 10회 이상 하는 것이 좋다. 몸을 V자 모양으로 만드는 것도 좋은 방법이므로, 한 번할 때 8~10초 유지하면서 5회 반복한다. 마찬가지로 강도를 점차 높여 10회까지 반복할 수 있도록 한다. 훌라후프도 국소적이지만 혈액순환을 도와주므로 효과가 있다.

변비가 심한 경우는 육식보다 식이섬유가 풍부한 야채와 과일 위주의 식사를 한다. 육식은 그렇지 않아도 부른 아랫배를 더욱 돋보이게 해줄 뿐이다. 시간이 없는 경우, 식이섬유 음료를 마셔 충분한 수분 섭취와 아침식사 후 화장실에 가는 습관으로 변비를 해결하는 것이 무엇보다 중요하다.

이와 같은 노력에도 불구하고 뱃살이 빠지지 않는다면 지방분해 장비나 하이드로리포클라시아와 어코닉 레이저 등의 지방흡입술과 같은 최신 치료법의 도움을 받는 것도 하나의 방법이다.

어느 날 음식연구원의 교수가 필자에게 환자를 한 명 소개해 주었다. 음식연구원에 있는 34세의 여성으로 160cm의 키에 체중이 80kg이 넘었다. 열심히 노력하는 만큼 실력도 있는 터라 연구원의 교수들도 어디서나 제자라며 내세우고 싶을 만큼 능력이 출중했지만, 안타깝게도 체형이 체형인지라 식품영양학을 전공한 자신의 제자라고 당당히 소개하지 못하는 상황이었다.

그녀의 경우 매일매일 맛보는 음식의 종류도 다양하고 그 양도 많았기 때문에 다른 사람보다 더 빨리 살이 찌고 잘 빠지지 않는 것이 문제였다. 그래서 음식을 맛보는 방법부터 줄였다. 맛을 보라고 잘라서 건네준 음식을 절대 한 번에 통째로 먹지 않고 끝만 맛보게 했으며 튀긴 것이나 단것일수록 더욱더 적게 맛보게 하였다. 또한 음식을 맛보기 30분 전에 물을 충분히 마시도록 했으며 평소 먹는 반찬의 양을 줄이도록 했다.

운동이 부족한 것도 문제였다. 시간이 없다는 핑계로 운동을 거의 하지 않았던 것이다. 다행히도 돌아다니는 시간은 많았다. 그래서 걷는 습관을 바꾸기로 했다. 체중이 많이 나가다보니 젊은 나이에도 불구하고 옛날 양반처럼 천천히 걷는 것이 습관이 되어 있었다. 돌아다닐 때 현재 걸음 속도의 3배, 큰 보폭으로 팔을 흔들면서 걷도록 했다. 음식을 만드는 곳에서도 가만히 서 있지 말고 팔을 뻗고 옆으로 돌리는 스트레칭을 시간이 날 때마다 하도록 했다. 마지막으로 위에서 언급한 방법을 동시에 병행해 치료했다.

이 경우 굉장히 치료 효과가 빨라 6주가 지나자 거의 10kg 가까이 체중 감량이 되었다. 그녀 본인은 물론 남편이 더욱더 만족했으며 필자에게 소개한 교수님들도 만족하고 있다. 이 환자는 필자가 이 책을 쓰는 현재 7주째로 접어드는데, 앞으로도 최소한 58kg까지는 빼기로 했으며, 비만을 해결한 뒤에는 체형을 예쁘게 하는 바디 쉐이핑 즉, 체형관리 프로그램으로 들어가기로 했다.

≫ 아랫배 운동법

1. 바닥에 머리와 등을 대고 누운 후 양쪽 다리를 접어 가슴 앞으로 당겨준다. 양손은 엉덩이 옆쪽 바닥에 고정시킨다.
2. 윗등을 바닥에 누르듯이 가능한 한 높게 엉덩이를 끌어올려 아랫배를 수축시켜준다. 이때 목과 어깨가 긴장되지 않도록 바닥에 고정시킨다.
3. 다시 천천히 처음 자세로 돌아온다.
4. 10~15회 반복한다.

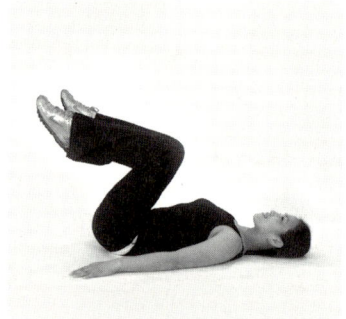 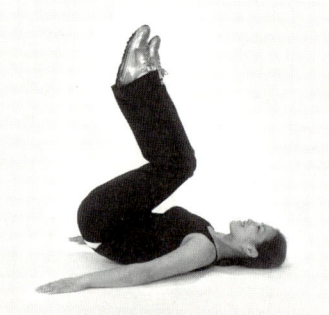

> ≫ **복부 마사지법(윗배·아랫배)** - 아랫배부터 차례로 윗배까지 3등분하여 30번씩 손바닥으로 밀어주고, 시계 방향으로 원을 그리듯이 30번씩 손바닥으로 밀어준다. 이후에 위쪽에서 아래쪽으로 다시 30번씩 밀어준다.

허벅지 비만형 – 안·밖·뒤

앞서 언급한 수영 강사의 경우가 바로 허벅지 비만형이다. 전체 비만인 경우에도 허벅지 비만이 생기지만 전체 비만이 전혀 없더라도 허벅지만 비만인 환자가 생각 외로 많은 편이다. 이 유형은 어릴 때부터 하체 비만형인 환자가 대부분이다. 허벅지 아래가 뚱뚱하다 보니 평소에 입고 싶은 청바지를 절대 못 입고 항상 몸을 가리는 기다란 치마만 입고 다니는 경우가 부지기수이다.

얼굴은 주먹만 하고 팔도 가늘고 배도 안 나왔지만 엉덩이 아래쪽인 허벅지부터 살이 쪄 셀룰라이트를 형성해 굳어지기 때문에 일반적인 다이어트 방법이나 운동으로는 절대 안 빠지는 것이 문제이다.

허벅지 비만은 사람에 따라 안·밖·앞·뒤로 찌는 부위가 다르다. 가장 빠지기 쉬운 곳은 허벅지 앞쪽, 안쪽이나 바깥쪽의 경우에는 지방이 오랫동안 쌓여왔기 때문에 셀룰라이트가 심해 그만큼 치료하기 힘들다. 한편 뒤쪽 허벅지는 지방을 줄이면 피부가 처져서 너덜너덜해 보이는 것이 문제이다.

허벅지 비만을 벗어나는 가장 손쉽고 빠른 방법이 하이드로리포클라시아와 고주파 어코닉 레이저를 이용하는 것이다. 일주일에 한 번씩 안이나 밖, 앞, 뒤로 지방이 많은 부분을 돌아가면서 차례대로 빼주고 그 사이에 감압 체지방분해기를 이용해 피부에 탄력을 주고 메조테라피를 이용해 순환을 도와주게 된다. 다른 곳과 달리 허벅지 비만형을 하이드로리포클라시아로 시술하는 것은 워낙 단단하게 뭉친 셀룰라이트가 많아 일반적인 메조테라피 한 가지만으로는 쉽게 빠지지 않기 때문이다. 다행히 허벅지는 피부가 동그랗게 둘러싸고 있기 때문에 다른 곳보다 빨리 빼도 탄력을 만드는 데 많은 시간이 걸리지 않는다.

≫ 허벅지 운동법

앞쪽 스트레칭

1. 양쪽 다리를 앞으로 쭉 뻗고 앉아 왼쪽 발바닥이 오른쪽 넓적다리 안쪽에 닿도록 무릎을 접는다.

2. 오른쪽 뒤꿈치도 오른쪽 엉덩이 바깥쪽에 닿도록 무릎을 접어 앉는다.

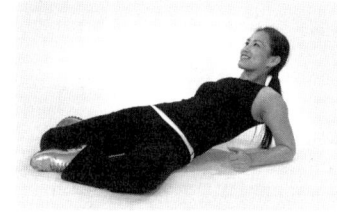

3. 양쪽 손은 손가락이 엉덩이 쪽으로 향하게 놓고 상체를 뒤로 눕히듯 하여 오른쪽 허벅지 앞쪽이 충분히 이완되도록 10~15초 정도 유지하며 호흡을 길게 내쉰다.

4. 방향을 바꿔 왼쪽 다리를 스트레칭 한다.

뒤쪽 스트레칭

1. 양 다리를 앞으로 쭉 뻗고 앉아 오른쪽 넓적다리 안쪽으로 왼쪽

발바닥을 가볍게 닿게 한다.

2. 쭉 뻗은 오른쪽 다리 위에 아랫배부터 먼저 닿도록 천천히 가슴까지 숙여준다.

3. 이 자세로 10~15초 정도 유지하며 호흡을 길게 내쉰다.

4. 방향을 바꿔 왼쪽 다리를 스트레칭 한다.

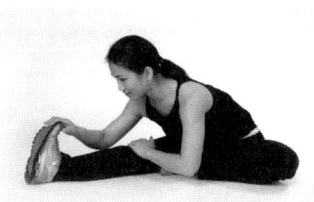

런지 자세

1. 양쪽 발을 어깨너비로 벌리고 양쪽 무릎은 부드럽게 편 채 선다.
2. 가벼운 덤벨을 든 양쪽 팔은 편안하게 양쪽 허벅지 옆에 둔다.
3. 오른발을 앞으로 내딛으며 충분히 앉아준다(이때 무릎이 발가락 앞으로 나오지 않도록 주의한다).
4. 양쪽 손은 오른발끝 바닥을 향해 멀리 뻗어준다(이때 등이 굽지 않도록 복부를 조여주고 가슴을 펴준다).
5. 바닥을 밀듯 오른발을 처음 자세로 가져온다.
6. 10~15회 반복한다(반대쪽도 동일하게 반복한다).

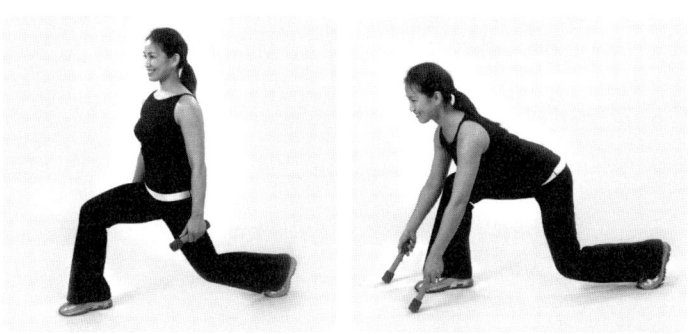

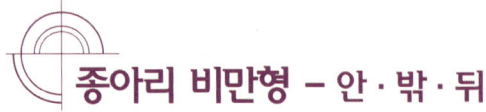
종아리 비만형 - 안·밖·뒤

종아리 비만형은 체형에 따라 안·밖·뒤로 나눌 수 있다. 허벅지와는 달리 앞쪽에 살이 찌는 경우는 거의 있을 수 없다.

안이나 밖에 셀룰라이트나 지방이 많이 있는 경우에는 PPP 치료방법과 메조드레인 그리고 지방분해 장비를 이용하면 효과가 뛰어나다. 또한 허벅지 비만형과 마찬가지로 하이드로리포클라시아도 큰 효과를 볼 수 있다.

하지만 뒤쪽으로 더 튀어나온 알통은 지방이 아닌 근육이기 때문에 근육형에서 언급한 대로 보톡스와 고주파 종아리퇴축술을 함께 사용하여 치료하는 것이 근육을 줄이고 종아리 알통을 적게 만드는 데 효과가 있다.

필자의 병원의 간호사들도 부분 비만형이 많기 때문에 필자가 직접 치료를 해주곤 한다. 그 중에서 한 간호사는 모든 부분에 살이 빠지고 정상이 되었지만 종아리의 알통만은 그대로여서 고주파 종아리퇴축술로 치료를 했다. 치료 전에는 가만히 서 있기만 해도 육체미 선수처럼 종아리의 알통이 튀어나와 보였으나 한 달이 지나자 겉으로 보기에도 전보다 튀어나온 것도 줄고 모양도 더 예뻐진 것을 확인할 수 있었다.

고주파 종아리퇴축술의 효과가 완전히 나타나는 데는 약 2개월 정도의 시간이 걸린다. 그 동안 근육이 없어진 부위에 지방이 다시 찰 수 있으므로 종아리퇴축술 전후로 지방 치료를 병행하는 것이 필요하다. 필요에 따라 보톡스 주사도 함께 적용, 시행하는 것이 더 도움이 될 수가 있다.

고주파 종아리퇴축술은 수술이 아니라 가늘고 기다란 고주파 침을 이용하는 방법이기 때문에 시술자국은 거의 남지 않는다. 단, 시술 받은 날부터 2~3일은 통증을 좀 느낄 수 있고 보행에 약간 지장이 있을 수 있으며 일주일 정도는 다리가 붓고 팽팽한 느낌이 들 수도 있다. 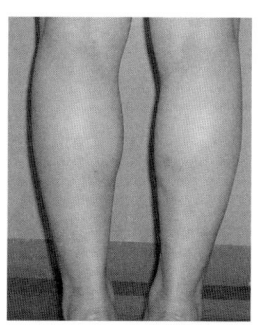 하지만 이것은 시간이 지나면 점점 없어지고 다른 부작용이 없기 때문에 걱정을 하지 않아도 된다.

종아리 근육은 걷기 위해 꼭 필요한 곳이므로 한 번에 많은 효과를 보려 하지 말고 3개월 간격으로 2~3번에 나누어서 조금씩 교정하는 것이 균형 잡힌 예쁜 종아리를 만드는 현명한 방법이다.

>>> 종아리 뒤쪽 운동법

Stretch
1. 벽에서 약간 떨어져 벽 위에 양 팔뚝과 머리를 대고 벽에 기대어 선다.

2. 앞쪽 다리는 구부리고 뒤쪽다리를 뒤로 쭉 뻗는다.
3. 척추(등허리)를 반듯하게 편 채 엉덩이를 천천히 앞쪽으로 누르듯 움직여준다.
4. 뒤로 뻗은 다리는 발뒤꿈치가 바닥에 닿아 있어야 하고, 발가락은 무릎과 같이 정면을 향하도록 하며 무릎이 발가락을 넘지 않아야 한다.
5. 10~15초 정도 가벼운 스트레칭 상태를 유지한다.
6. 천천히 반대쪽도 동일하게 스트레칭 한다.

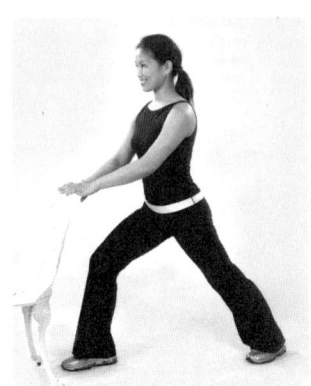

Strength

1. 양쪽 발을 어깨너비로 벌리고 발 방향이 45도 각도가 되도록 선다.
2. 천천히 발뒤꿈치를 들어올리면서, 엄지발가락에 몸무게를 실어 발가락만으로 설 때까지 최대한 다리를 쭉 뻗는다.
3. 일어선 자세에서 종아리의 근육이 긴장되고 수축되는 것을 느끼도록 10초 정도 유지한 뒤 천천히 처음 자세로 발뒤꿈치를 내린다.
4. 10~15회 반복한다.

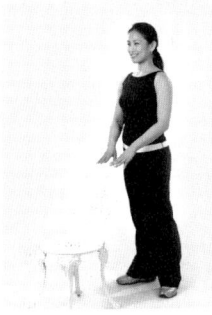 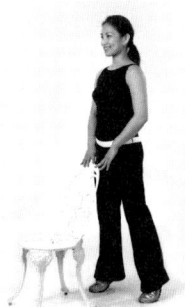 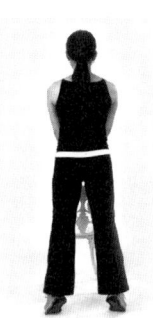

> ≫ **허벅지 · 종아리 마사지법** – 아래에서 위쪽으로, 다리 안쪽과 앞쪽은 사타구니 쪽을 향해서, 다리 바깥쪽과 뒤쪽은 엉덩이 쪽을 향해서 손바닥으로 밀어준다.

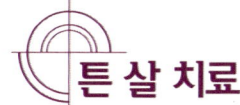
튼 살 치료

튼 살은 앞에서 언급한 바와 같이 갑자기 체중이 늘거나 임신 기간 중에 생기기 쉬우며, 천천히 살이 쪘더라도 피부가 약한 경우에는 누구에게나 생길 수 있다.

튼 살 치료에는 튼 살 치료크림, 메조테라피, 하이알유로닉산 주사, 카복시테라피 등을 복합적으로 사용해야 한다. 튼 살 자국을 100% 없애는 것은 불가능하지만 최소한 50% 이상은 희미하게 만들 수 있다. 특히 출산 후 배가 늘어져서 주름이 많이 진 경우에도 50% 이상의 효과를 볼 수 있다.

필자의 환자 중 한 여성이 배가 아프다고 해서 진찰을 하다 보니 34세밖에 되지 않았음에도 불구하고 배의 주름과 튼 살이 100세 노인의 얼굴보다 더 심했다. 환자 역시 이 때문에 고민이 많았던 터라 방법이 있다는 것을 알고는 치료를 원했다. 상태가 너무 심하기 때문에 효과는 최대한 50% 정도일 것이라고 했으나 50%만 나아져도 만족하겠다고 했다.

환자에게 앞서 언급한 방법들과 태반주사요법도 같이 시행하여 피부에 탄력과 재생을 주는 데 도움을 주기로 했다. 일주일에 2번씩 4주간의 치료를 진행 중인데 아랫배와 위쪽의 주름살은 50% 이상 감소했고 튼 살도 역시 30% 이상 감소했다. 단, 배꼽 주위의 주름은 워낙 심해서 20~30% 정도만 줄어든 것으로 보였다.

하지만 환자는 이 정도만으로도 100세 노인에서 70세 노인의 주름으로 바뀌었다며 만족했다. 필자가 집필하는 와중에도 카복시 치료에 따르는 약간의 고통도 감수하면서 열심히 다니고 있다. 이 환자의 경우 3~4개월 동안의 치료가 끝나면 모든 주름이 70% 이상 없어질 가능성이 크다.

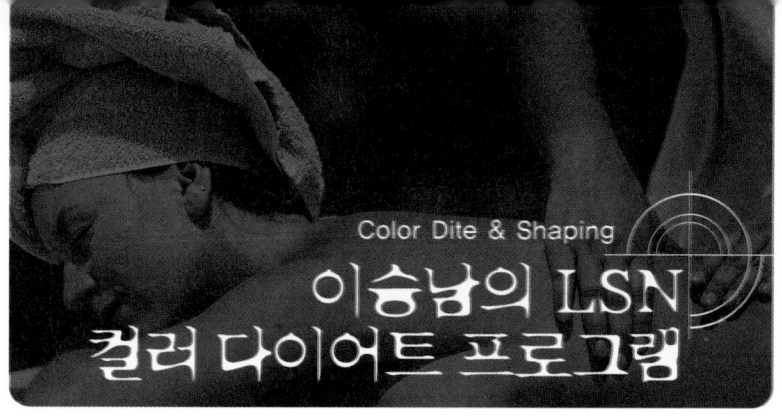

3단계 프로그램과 식이요법, 운동을 병행해서 제대로 시행한다면 최소한 4~6kg의 체중이 감소되며 많게는 8kg까지도 감량될 수 있다. 만일 그렇지 않다면 식이요법이나 운동 과정이 잘못된 것이다. 단, 체중 감량에 해당되는 것이지 바디 쉐이핑 즉 체형관리와는 다른 것이다. 따라서 앞에서 언급한 각 체형에 따른 마사지와 운동을 병행해야 한다.

운동과 마사지를 병행해도 부분 지방이 해결되지 않거나 체형이 교정되지 않을 경우에는 지방분해술을 병행하면 체형교정과 다이어트의 결과를 보다 빨리 얻을 수 있다. 셀룰라이트를 만드는 섬유소가 너무 강하거나 오래되어 두껍게 쌓여있기 때문에 이를 끊어주는 것이 필요하다. 시간이나 경제적인 여건이 되지 않는 경우에는 다이어트 제품을, 그러한 여건이 될 경우에는 병원의 다이어트 클리닉의 도움을 받을 수도 있다.

1단계 (시작~3주) _ 변비와 독소를 제거하는 퍼플 다이어트

1단계는 식이섬유가 풍부하고 변비를 없애주며 장 속의 독소를 제거하는 성분이 많은 자두를 이용한 보라색 다이어트 제품이다. 식이섬유는 음식을 통해서 들어오는 지방 성분을 흡착해서 몸 밖으로 배출해주며 대변의 양을 늘려주어 변비를 해결해준다. 장 속이나 위 속에 있는, 몸에 해가 되는 독소도 같이 끌어내서 몸 밖으로 배출시킨다.

식품 속의 지방이 그대로 흡수되면 바로 우리 몸의 혈관 속으로 유입되어 중성지방이 증가하게 되고, 이것이 지방 세포에 쌓이거나 콜레스테롤로 바뀌기 때문에 성인병의 원인이 된다.

또한 서구식 식단에 길들여져 식이섬유가 적은 인스턴트 식품이나 육류 위주의 식단으로 인해 식이섬유의 섭취가 부족하기 때문에 변비를 앓고 있는 여성들이 많다. 변비는 뱃속의 순환을 막고 배를 차게 하며 아랫배가 나오게 하는 원인이 된다. 더욱이 순환에 장애가 되어 하체 비만까지 생긴다. 뿐만 아니라 대장용종을 생성하게 하는데 이 용종이 발전하여 대장암을 발전시키기 때문에 꼭 비만 치료가 아니라 암 예방을 위해서도 꼭 없애야 할 증세이다.

　변비나 다른 이유로 장 속에 독소가 차면 간이 독소를 해독하느라 다른 독소들은 해독하지 못한다. 이때 미처 해독되지 못한 독소들이 혈액을 따라 우리 몸 곳곳을 돌게 된다. 바로 이것이 만성두통이나 집중력 저하 등을 일으키고 여드름이나 거친 피부를 만드는 것이다.

　식이섬유가 이런 독소를 제거해주기 때문에 지방흡수 저해 효과, 변비제거 효과와 더불어 독소제거 효과가 많은 보라색의 퍼플 다이어트 제품을 가장 먼저 먹는 것이 1단계 다이어트에서 필요하다.

　식이섬유가 많은 푸른 주스는 임산부나 아이들도 먹을 수 있는 안전한 식품이기 때문에 다이어트 1단계에서 뱃속의 변비를 제거하는 데 꼭 필요하다.

　퍼플 다이어트에도 다른 색깔의 다이어트 제품에 들어있는 기본적인 비타민·미네랄·지방분해 성분이 있지만, 특히 식이섬유의 함량이 조금 더 많다. 다른 2단계, 3단계에서도 변비가 생긴다면 이 퍼플 다이어트 제품을 병행해서 같이 쓸 수 있다. 이 다이어트 제품은 칼로리가 적은데다 각 단계에 모두 지방분해 효소가 들어있기 때문에 한 번에 두 가지 제품이나 세 가지 제품을 같이 사용해도 한 끼 식사보다 열량이 적다. 오히려 다른 단계와 병행하면 포만감을 더 느낄 수 있어 더욱더 도움이 될 수 있다.

2단계 (4주~6주) _ 지방분해를 강화하는 옐로 다이어트

1단계에서 몸 속의 변비나 독소를 제거하고 나면 혈액순환이 원활해지고 몸이 가벼운 것을 느끼게 된다.

2단계인 옐로 다이어트 제품에는 기본적인 비타민·미네랄·지방분해 물질에, 자몽에 들어있는 지방분해 성분이 좀 더 함유되어 있다. 덕분에 음식을 통해서 들어오는 지방질뿐만 아니라 몸 속에 있는 지방도 분해하는 효과가 더욱 뛰어나다.

덴마크 다이어트 식단에 빠지지 않는 것이 바로 자몽이다. 덴마크 다이어트는 덴마크 국립병원에서 치료용으로 개발한 식단인데 기름기 없는 쇠고기와 삶은 계란, 자몽이 주 메뉴이다. 자몽의 탁월한 지방분해 효과를 이용한 것이다.

2단계 제품은 나린제닌 등 자몽에 풍부한 지방분해 성분이 주축이 되어 오랫동안 몸 안에 쌓여있던 지방을 분해해준다. 자몽은 지방을 분해하는 것뿐만 아니라 혈관 내 인슐린 농도를 낮춰 저인슐린 다이어트와 같은 효과를 낸다. 즉 섭취한 열량이 지방이 되지 않도록 하는 것이다.

어느 단계나 운동이 중요하지만 2단계에서는 운동에 더욱 신경을 써야 한다. 몸 속의 지방이 분해되면 혈액 속으로 들어간다. 이때 운

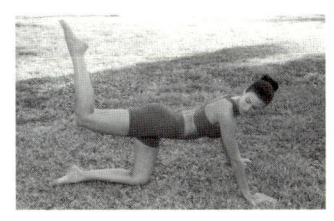
동으로 지방을 배출하지 않으면 결국 다시 몸 안에 쌓이기 때문이다. 따라서 지방분해가 강화되는 2단계에서는 최소한 일주일에 4~5일 정도 하루에 30분 이상씩 빠른 걸음으로 크게 걷는 파워 워킹을 해야 한다. 운동도 아이디어이다. 앞서 소개한 음식연구원의 사례와 마찬가지로 시간이 없다며 운동을 미룰 것이 아니라 평소 걸을 때에 큰 걸음으로 빠르게 걷고 가만히 서 있을 때라도 스트레칭과 크게 동작하는 방법 등을 계속한다면 혈액 속의 지방을 태워버리는 데 큰 효과를 볼 수 있다.

3단계 (7주~9주) _ 비타민과 미네랄을 보강하는 레드 다이어트

3단계가 되면 살이 빠져있기 때문에 영양상태의 균형이 더 중요하다. 피부미용이나 몸의 영양상태를 위해 우리 몸이 비타민과 미네랄을 더 필요로 하기 때문이다.

기본적인 비타민과 미네랄은 다른 제품에도 들어있지만 3단계에서는 토마토에 있는 베타카로틴과 리코펜 성분으로 활성산소를 제압한다. 또 노화와 질병의 원인인 활성산소를 제거해 날씬하고 건강한 몸을 만드는 데 도움을 준다.

리코펜의 항산화 작용은 다른 어떤 항산화 물질보다 최소한 2배 이상의 효과가 있는 것으로 입증되었다. 따라서 다른 활성산소로 인한 질병을 예방하는 데 꼭 필요하다.

필자가 늘 토마토를 강조하며 비만 클리닉 환자들에게도 간식으로 늘 토마토를 권하는 데는 이유가 있다. 토마토는 조금만 먹어도 배가 부르며, 수분이 많고, 비타민과 리코펜, 베타카로틴 등 항산화 물질이 풍부해서 살은 안 찌게 하면서 피부를 아름답게 만들어주기 때문이다.

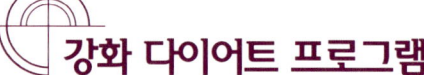
강화 다이어트 프로그램

앞에서 언급한 1단계, 2단계, 3단계 프로그램은 하루에 컬러 다이어트 제품 1개나 2개 혹은 3개를 한 끼에 먹는 것이다. 하지만 좀 더 빠르게 살을 빼고 싶거나 살이 잘 안 빠져 더 강한 치료를 원할 때는 두 끼를 제품으로 할 수 있다.

점심에는 일반적인 식사를 하고 아침과 저녁에는 컬러 다이어트 제품을 사용하면 된다. 이렇게 하면 전체적으로 섭취하는 칼로리가 낮아지기 때문에 살을 빼는 효과를 좀 더 볼 수 있다.

하지만 강화 프로그램 역시 다른 식이요법과 운동요법이 병행되지 않는다면 그 효과가 많이 떨어지게 된다.

특히 강화 프로그램을 하는 중에 배고픔을 느끼거나 폭식 욕구가 생기기 쉽다. 두 끼를 식사 대신 다이어트 제품으로 하게 되면 섭취 열량이 적어지기 때문이다. 이럴 때 가장 효과적인 것이 방울토마토 간식이다. 아침과 점심, 점심과 저녁 사이에 간식으로 방울토마토를 지니고 다니면서 허기가 느껴질 때마다 한두 알씩 먹는 것이 커다란 도움이 된다.

토마토를 먹을 때 주스로 갈아 마시는 것보다는 통째로 씹어 먹는 것이 효과적이다. 왜냐하면 아무리 곱게 씹더라도 믹서로 간 주스보다는 입자가 훨씬 더 크기 때문에 소화되는 시간이 오래 걸리게 되고, 소화가 더딘 만큼 포만감도 오래 지속되기 때문이다. 다이어트 중에는 토마토뿐 아니라 다른 야채나 과일을 먹더라도 주스 형태보다는 씹어 먹는 것이 더 도움이 된다.

강화 프로그램을 시행할 때 살이 갑자기 빠지게 되면 어지럼증을 느낄 수 있으므로, 심한 근력 운동이나 높은 계단을 한꺼번에 많이 뛰는 등 너무 무리한 운동은 삼가는 것이 좋다. 대신 평지에서 크게, 빨리 걷는 파워 워킹이 가장 큰 도움이 된다.

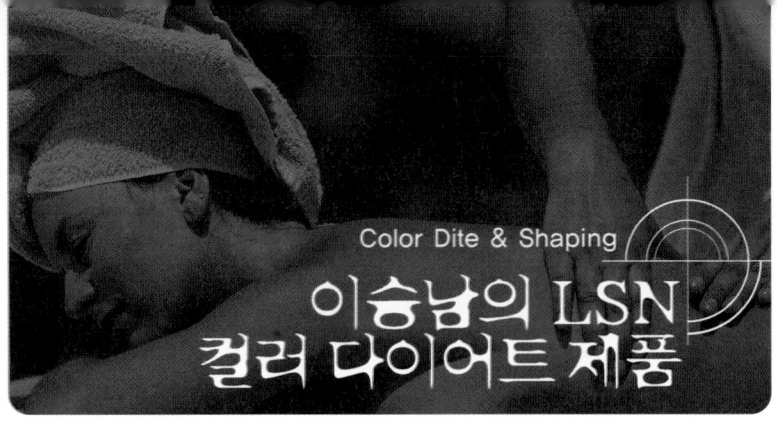

다이어트는 일종의 스트레스이다. 비만인 몸의 평형상태를 깨뜨려 건강한 몸으로 가기 위해 가하는 스트레스인 것이다. 따라서 몸이 일시적으로 질병상태가 되므로 건강하게 다이어트를 마치기 위해서는 스트레스에 대항하는 것이 중요하다.

컬러 다이어트는 다이어트 시행 시에 생기는 몸의 스트레스를 자연적인 식물성 화합물인 컬러 영양소로 줄이고, 비타민 B · C를 보충함으로써 신진대사를 활발하게 하고 피로를 회복시켜 몸에 대한 스트레스를 줄이며, 몸이 다이어트에 잘 대처 할 수 있도록 도와주는 제품이다.

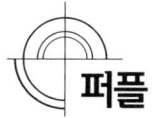
퍼플

    기본적인 식이섬유와 비타민 B · C 등이 들어있다. 퍼플 컬러의 핵심이 되는 것으로 포도, 블루베리, 자두의 추출물이 들어있다.

    블루베리와 포도는 혈액순환을 도와주기 때문에 신진대사를 활발히 해주어 기초대사량을 높여준다. 또 체지방을 줄이는 데 도움을 주고, 혈액순환 장애로 인한 하지부종이나 손발의 저림상태를 개선하는 데에도 많은 도움을 준다.

    포도와 블루베리에 아주 풍부한 안토시아닌은 프렌치 패러독스의 비결이다. 강력한 항산화 물질이면서 혈관을 깨끗하게 만들어주어, 고혈압이나 심장병을 예방하는 데 아주 큰 역할을 한다. 프랑스인들이 물처럼 마시는 적포도주에 함유된 안토시아닌 성분이 콜레스테롤이 많은 육식을 즐기는 프랑스인들을 심장병에 걸리지 않도록 돕는 것이다.

    또한 떫은맛을 내는 탄닌 성분을 함유하고 있다. 탄닌 성분은 면역을 증가시킬 뿐 아니라 노화방지에도 효과가 있으며 지방의 흡수를 낮춘다.

    자두는 서양에서 옛날부터 푸른 주스라 하여 변비를 치료하는 데 쓰여 왔으며, 임산부나 어른, 아이에게도 부작용 없이 사용할 수 있어 지금까지 애용되고 있다. 그 이유는 식이섬유가 풍부하고 장운동을 활발하게 해 주어 자연스럽게 변비를 해결하는 데 도움을 주기 때문이다.

또한 자두에는 칼슘과 철분이 다른 과일보다 월등히 많아 골다공증과 빈혈 치료에도 효과적이다. 항산화제인 베타카로틴이 가장 풍부한 것 중 하나인 당근보다 100g당 무려 10%나 더 함유되어 있다. 따라서 항산화 작용으로 인한 노화방지와 암 예방에도 효과가 있고, 빈혈이 있는 사람이라면 다이어트도 하면서 빈혈 치료에도 도움을 얻을 수 있다.

따라서 퍼플 컬러 다이어트는 혈액순환 장애가 있거나, 고혈압, 고지혈증 환자들에게 큰 도움이 되며 특히 변비가 있어 아랫배가 많이 나오는 비만 환자에게 더욱더 효과적이다.

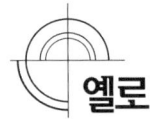

옐로

기본적인 식이섬유와 비타민 B · C 등이 들어있다. 옐로 컬러의 핵심이 되는 것으로 자몽, 레몬, 오렌지, 호박의 추출물 등이 있다.

예로부터 동지에 호박죽을 먹으면 중풍에 안 걸린다는 말이 있을 정도로 호박은 혈관 보호에 탁월하다. 호박에는 비타민 C · E, 베타카로틴 뿐만 아니라, 루테인 성분이 포함되어 있다. 루테인은 모세혈관을 튼튼하게 해주어 뇌졸중을 예방해주고 또한 다른 질병 없이 멍이 잘 드는 여성들에게도 큰 도움을 준다.

  호박은 임산부가 출산한 후에 꼭 먹어야 할 식품으로 꼽히는데 그 이유는 바로 호박이 칼로리는 낮고, 식이섬유는 풍부하고, 신장 기능을 튼튼히 하는 데 도움을 주는데다 이뇨 작용까지 있어 임산부의 붓기를 빼주기 때문이다. 따라서 산후 조리하는 사람은 물론 평소에 몸이 잘 붓거나, 다리가 잘 붓는 사람에게는 호박이 도움이 된다. 또한 호박은 아연과 셀레늄 성분을 지니고 있어 면역을 증강시켜줄 뿐만 아니라, 아연의 성분으로 인하여 생식 기능을 도와주고, 정력증강에도 도움을 준다.

  자몽과 오렌지의 가장 큰 장점은 자연산 비타민 C가 인간에게 필요한 하루 영양만큼 들어있다는 것이다. 피로와 스트레스가 쌓이면 우리 몸의 비타민 C가 많이 소모되어 백혈구의 기능이 떨어지고 그로 인해 면역력도 저하되어 각종 질병을 일으키게 되고, 암도 생길 수 있다.

  특히 비타민 C는 다이어트 시 체지방이 감소하면 상대적으로 늘어나 보이는 처진 피부에 탄력을 주게 하는 콜라겐의 원료이기 때문에 아주 중요하다. 그러므로 비타민 C가 많이 들어있는 성분을 다이어트 시에 충분히 섭취하게 되면 체지방이 감소하더라도 피부가 늘어지거나 자글자글한 주름이 덜 생기게 되어, 탄력 있고 아름다운 피부를 유지하는 데 큰 도움을 얻을 수 있는 것이다.

자몽과 오렌지 속에 들어있는 구연산과 유기산은 우리 몸 속에 생기는 노폐물의 일종인 젖산을 빨리 해소시켜주기 때문에 피로회복에도 아주 좋은 효과가 있다.

따라서 옐로 컬러 다이어트는 스트레스에 많이 시달리고 피로가 많이 쌓이면 피부의 탄력이 떨어지는 사람이 복용하면 가장 큰 도움을 받을 수가 있고, 몸이 부어서 비만이 생기는 체질에도 가장 적합하다.

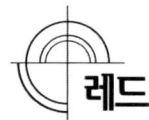
레드

레드 컬러 다이어트에도 기본적인 식이섬유와 비타민 B · C 등이 들어있다. 레드 컬러의 핵심이 되는 것으로 토마토, 석류의 추출물이 들어있다.

토마토의 성분을 살펴보면 항산화 물질인 비타민 C · E가 있고, 특

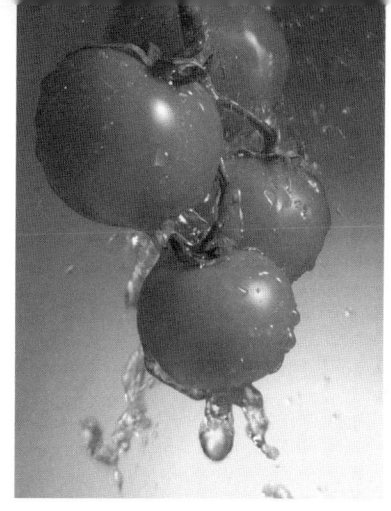

히 항산화 비타민 물질인 비타민 A의 전구물질인 베타카로틴이 풍부하다. 베타카로틴은 활성산소를 제거하는 항산화 작용이 뛰어나서 노화뿐 아니라 암을 예방하는 데도 탁월하다.

베타카로틴은 체내에서 비타민 A로 전환되어 우리 피부를 미끈하고 예쁘게 만들어주며, 야맹증도 예방해 준다. 또한 호흡기나 입, 눈의 점막을 보호하고 재생시켜주는 역할을 하게 된다. 비타민 A를 이용한 레티노이드 화장품이 많은 것이 바로 이 때문이다.

게다가 베타카로틴보다 약 2배나 강력한 항산화 물질인 리코펜도 토마토에 함유되어 있다. 흡연자들은 다른 각종 비타민이나 항산화 물질에 의해서도 보호를 받지 못하여 폐암 발생이 늘어나게 되는데, 오직 리코펜 성분만은 흡연자들조차 보호한다. 따라서 담배를 피면서 다이어트를 하는 사람들에게는 이 토마토 성분이 함유된 레드 컬러 다이어트가 가장 좋은 해결책 중의 하나이다. 즉 다이어트뿐만이 아니라 담배로부터 피해를 줄이는 건강 다이어트가 되는 것이다.

레드 컬러의 석류는 식물성 여성호르몬이라 불리는 이소플라본 성분이 풍부하다. 이소플라본은 식물성 여성호르몬으로서 폐경기 여성에게는 에스트로겐 호르몬이 일으키는 유방암의 위험이 없고,

반대로 항산화 작용과 항암 작용이 있어 암을 예방하는 데 도움을 주며, 또한 골다공증을 예방하고 치료하는 데 일조를 한다.

이처럼 젊은 여성에게 있어서는 이소플라본 성분이 도시의 공해, 인스턴트 식품, 스트레스 등으로 인하여 나날이 부족해지는 여성호르몬을 채워 주어 여성을 더욱 여성답게, 더욱 아름답게, 더욱 매력적으로 만들어주는 역할을 하는 것이다.

석류에도 비타민 C가 들어있어 피부의 탄력을 유지해주는 콜라겐의 원료로 토마토와 함께 이용된다.

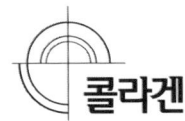

콜라겐

콜라겐은 단백질의 일종으로 섬유망을 만들어 몸의 구조를 지탱한다. 흔히 피부탄력에 좋은 것으로 알려졌지만 피부 외에도 뼈, 장, 혈관 등 우리 몸 어느 곳에나 반드시 필요하다.

각 세포를 콜라겐 섬유가 둘러싸고 있기 때문에 우리 몸의 단백질 중 1/3은 콜라겐으로 구성되어 있다. 콜라겐은 조직에 유연성과 탄력성을 주고 특히 수분 보호에 효과적이다. 특히 피부 진피의 주성분이 콜라겐이다. 콜라겐이 부족할수록 피부에 탄력이 떨어지고 건조해지는 것은 이 때문이다.

우리 눈에 보이는 피부인 표피상태는 진피층, 즉 콜라겐 층에 의해 좌우된다. 다시 말해 피부상태는 콜라겐 상태에 의해 좌우된다고 해도 과언이 아니다. 콜라겐이 풍부해 수분유지가 잘 되면 피부에 탄력이 생기고 주름도 적어 피부가 팽팽하게 유지될 수 있다.

안타깝게도 콜라겐은 나이가 들수록 딱딱해지고 흡수성도 떨어진다. 게다가 우리 몸이 만들어내는 콜라겐의 양도 줄어든다. 우리 몸의 단백질 중 가장 많은 것이 콜라겐이기 때문에 콜라겐이 줄어들면 노화현상인 피부건조와 주름, 골밀도 저하, 관절 기능 저하 등이 나타난다.

하지만 우리가 주로 섭취하는 단백질인 육류나 생선, 닭고기 등에는 콜라겐이 부족한 반면 소나 돼지의 소화기관 즉 곱창이나 해파리, 복, 아귀 등에는 콜라겐이 풍부하다. 이들 음식의 공통점은 씹는 맛이 있다는 점, 콜라겐이 촘촘한 망으로 이루어진 탓에 특유의 씹히는 맛이 있는 것이다.

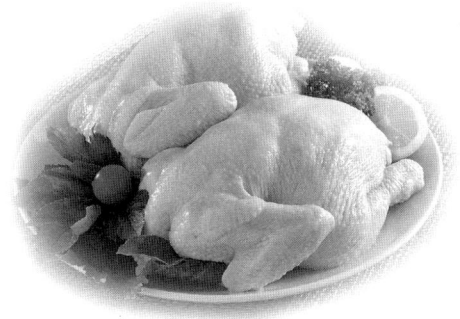

| 부록 ❶ | 피부 메조 요법

1. 메조리프팅

　메조리프팅이란 비만에 쓰는 것과는 다른 기법과 약물을 이용하여 처진 얼굴과 늙어 보이는 얼굴을 탄력있고 젊어 보이게 하는 방법을 말한다. 메조리프팅에 쓰는 주사요법은 애피더미77와 나빠주 요법을 병행하여 사용하며 여기에 쓰이는 약물은 얼굴의 5대 혈관을 확장시켜 혈액순환을 좋게 해주고 콜라겐의 생성을 돕는 비타민C와 멀티 비타민, 피부에 수분을 머금게 하고 얼굴을 탱탱하게 만들어주는 하이알유로닉산을 이용한다.

　메조리프팅은 통증은 전혀 없으며 또한 피부에 상처도 나지 않는다. 단, 치료받은 당일에는 약간의 바늘끝 같은 붉은 점이 몇 개 보일 수 있는데 이것은 주사 끝에 긁힌 상처라고 생각하면 되며, 하루나 이틀 후 바로 없어지게 된다.

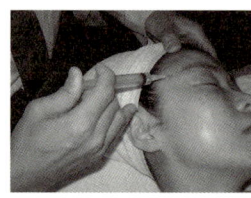

메조리프팅을 시술할 경우에는 최소한 5년 정도 자신의 현재 상태보다 젊어 보이게 되며 치료가 잘 되는 경우에는 10년 정도까지도 얼굴 피부상태를 젊게 보일 수 있다.

2. 메조마스크

　화이트닝 화장품에 많이 쓰는 레티노이드 성분과 각자의 체질에 맞는 마스크를 사용하는 메조마스크는 메조리프팅과 같이 복합적으로 시술을 받는 것이 좋다.

메조마스크는 피부에 보이지 않는 각질을 아주 얇게 벗겨내어 피부를 좀 더 팽팽하고 탄력 있어 보이게 만든다. 나이가 35세가 넘은 사람은 일주일에 한 번씩 메조리프팅과 함께 4번을 시행한다. 그 후 2주에 한 번씩 2번, 1개월에 한 번씩 2번, 2개월이나 3개월씩 차츰 간격을 두며 자신의 상태에 따라 시술을 받으면 된다.

단, 심한 태양광선을 쬐었거나 골프를 많이 쳐 피부가 상한 경우에는 좀 더 자주 받아서 원상태로 회복시켜야 한다. 35세 미만의 경우에는 이것보다 더 간격을 두고 시행해도 같은 효과를 볼 수 있다.

3. 메조필링

얼굴 피부상태가 각질이 두껍거나 지저분할 경우에는 메조마스크 요법을 좀 더 자주 사용하거나, 레티노이드 제품을 좀 더 강한 것으로 사용하여 필링과 같은 효과를 볼 수 있다.

메조필링은 다른 화학적 필링이나 기계를 이용한 필링처럼 피부를 강제적으로 벗겨내는 것이 아니기 때문에 겉보기에는 효과가 미미할 수 있다. 대신 자연적인 방법을 사용하기 때문에 부작용이나 다른 위험도는 거의 없다고 보아도 된다. 레티노이드산에 예민한 사람의 경우에는

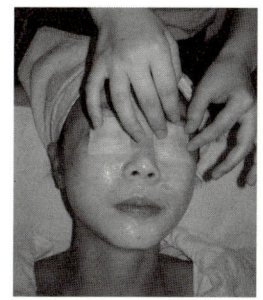

낮은 농도를 사용해 여러 번 받는 것이 위험을 줄이고 피부를 젊게 만드는 방법이다.

4. 메조알로페시아(탈모)

최근 탈모는 남성뿐만 아니라 여성에서도 문제로 대두되고 있다. 특히 나이든 사람보다도 젊은 여성과 남성에게 탈모가 더욱더 빠른 속도로 증가하고 있다. 탈모의 주된 요인으로는 스트레스와 잘못된 식습관, 비타민과 미네랄의 불균형 등이 있다.

기존의 모발이식은 자신의 모발을 뽑아서 다른 곳에 심는 것이기 때문에 머리카락 자체의 수가 증가하지는 않는다. 하지만 영양교정과 더불어 메조테라피를 이용한 탈모 치료를 시행한다면 상당한 효과를 볼 수 있다.

남성의 경우 전체적으로 듬성듬성 빠졌더라도 50% 이상의 머리카락이 남아있는 경우에는 효과가 아주 뛰어나다. 물론 머리카락이 하나도 없이 벗겨진 부분에는 효과가 좀 떨어지기도 한다.

메조테라피 시술 후에는 우선 머리카락이 빠지는 것이 줄어들며 효과가 좋은 사람은 한 달만 지나도 새로운 머리카락이 돋아나는 것을 볼 수 있다. 6개월이 지나면 누가 봐도 알 수 있을 정도로 머리카락이 새로 돋아난다. 모든 사람에게 적용되는 것은 아니지만 최소한 80~90% 정도의 환자에게 효과가 있다.

여성의 경우에는 남성보다 진행이 덜 된 상태에서 치료받아야 효과가 더 크며 나이가 젊을수록 효과도 빨리 나타난다.

시술과 동시에 모발 검사를 통한 미네랄과 비타민, 중금속 상태를 측정하여 영양교정을 받아야 하며 필요한 경우에 따라서는 남성호르몬이나 여성호르몬, 성장호르몬 수치 검사도 병행해야 한다.

처음 4주 동안은 일주일에 1번씩 시술을 받고, 그 뒤에는 2주에 한 번씩 2번, 그 다음에는 1개월에 한 번씩 2번, 그 뒤에는 2개월에 한 번씩 2번, 그 뒤에는 3개월에 한 번씩 유지요법을 받으면 된다.

머리카락이 많이 나서 상태가 좋아진 경우에는 6개월에 한 번씩 유지요법을 받으면 되고, 다시 머리카락이 많이 빠지는 경우에는 처음부터 다시 시행하면 된다.

탈모 치료 중 필요한 경우에는 탈모예방 크림을 바르거나 남성의 경우에는 탈모 치료에 쓰이는 프로페시아를 같이 사용할 수 있다. 단, 프로페시아는 반드시 간 검사를 시행한 후 복용해야 한다.

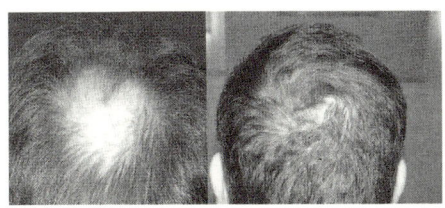

| 부록 ❷ | 최신 기술들

1. 가장 최신의 지방 제거 요법들
● PPC(phosphatidylcholine) 주사

일종의 지방분해 주사이다.

PPC(포슈파티딜콜린)은 콩이나 계란 노른자에 든 지방을 분해하는 레시틴 성분 중 가장 핵심적인 성분을 추출한 것으로 지방분해 주사이다. PPC 주사는 원래 간 기능 개선을 위한 것으로서 의약품으로 허가받았으나 PPC 자체의 지방분해 능력이 워낙 뛰어나 지방을 파괴하는 방법으로도 사용하고 있다.

원하는 부위에 약 0.5ml씩 약 1.5cm 간격으로 주사를 놓으면 지방이 파괴되는데, 이때 주사를 놓은 곳에 염증이 생기기 때문에 2~3일 정도는 부기와 통증이 나타난다. 아울러 혈압이 떨어질 수 있으므로 운동을 삼가고 물을 많이 마시고 어지럼증이 생기면 얼른 눕는 것이 좋다. 차가운 팩을 해주면 통증을 줄이는 데 도움이 된다.

1주일 정도가 지나면 부기가 가라앉으면서 지방이 줄어들기 시작하여 약 4~8주 동안 꾸준히 줄어든다. 분해된 지방은 혈액 속으로 들어가므로 시술 후 3~4일 뒤부터 가벼운 걷기 운동을 병행해야 효과가 잘 나타난다. PPC는 피부나 근육 깊숙이 들어가는 경우를 제외하면 큰 부작용이 없는 안전한 시술이지만 부정맥이나 심장병이 있다면 주치의와 반드시 상의 해야 한다.

간단하고 효과적인 방법이지만 셀룰라이트가 너무 심해 섬유질이 많은 경우는 효과가 잘 나타나지 않을 수도 있다. 그런 경우에는 레이저 지방 파괴술을 병행하는 것이 효과적이다.

● 레이저 지방 파괴술

레이저로 지방을 직접 태워버리는 기술로 실처럼 얇은 광섬유를 이용한다. 피부를 2~3mm 절개한 후 광섬유 끝에서 열을 발생시키는 레이저를 직접 지방 속으로 넣어 태워버리는 기술이다.

가장 최신 기술인 이 방법은 지방이 많은 복부나 팔다리는 물론 지방이 적어 미세한 수술이 필요한 종아리나 심지어 얼굴의 부분 지방, 늘어진 턱살이나 볼살, 눈밑 지방도 교정할 수 있다. 다만, 잘못하면 화상을 입을 수 있으므로 얼굴 부위의 경우는 숙련된 의사에게 시술받는 것이 좋다.

이 시술의 또 다른 장점은 지방흡입술과는 달리 시술한 다음날부터 일상생활은 물론 운동까지 모두 할 수 있다는 점이다. 지방뿐 아니라 과도한 섬유질도 태울 수 있으므로 셀룰라이트가 심해 PPC 주사로 해결되지 않는 사람에게도 큰 도움이 된다.

필자가 시술하는 레이저 지방 파괴 기구는 가장 최근에 나온 '아쿠쉐이프'로 레이저 지방 조각술이라 명명해도 괜찮을 정도로 효과가 탁월하다.

단, 고도비만으로 많은 양의 지방을 제거해야 할 경우에는 여러 번 시술을 해야 하므로 지방흡입술이 더 적합하다.

● 지방흡입술

과거뿐 아니라 요즘도 지방흡입술로 사고가 종종 일어나곤 한다. 그 이유는 지방흡입술에 필요한 전신마취의 부작용이나 출혈이 때문이다.

최근에 물을 분사해서 지방을 흡입하는 방법은 전신마취가 아닌 부분마취를 한 후 복부와 옆구리까지 양쪽을 0.5cm 정도만 절개하여 지방을 흡입한다. 처음에 지방흡입을 위한 용액을 주입할 때 통증이 약간 있을 수 있으므로 수면내시경을 하듯이 수면마취만 15분 정도 해야 하는 경우가 있다. 그렇지 않은 경우에는 부분마취만으로도 시행할 수 있다.

이 방법은 물을 이용하여 지방을 빼므로 지방 조직으로 인한 혈전이나 과다 출혈의 위험을 대부분 없애준다. 또한 시술 후 통증도 복부는 1주일, 허벅지는 2주 이내, 팔은 3~5일 전후에 거의 사라지게 한다. 단, 통증을 없애기 위해 고주파 치료, 저주파 레이저 치료, 아로마를 이용한 피치테라피 등으로 통증 기간이 많이 감소된다.

2. 새로운 튼살 치료법

● CO_2 프락셔날 레이저

최근에는 튼 살 치료에도 레이저를 이용한다. CO_2 프락셔날 레이저로 눈에 보이지 않는 미세한 구멍을 내고 그곳으로 새로운 조직과 콜라겐이 형성되게 함으로써 튼 살을 줄이는 것이다. CO_2 프락셔날 레이저를 이용하면 튼 살 제거, 모공 축소, 여드름 흉터나 수두 흉터 개선에도 상당한 효과를 볼 수 있다. 또한 처진 피부에도 어느 정도 탄력을 줄 수 있다.

2009년 3월 34세의 남성 환자가 수두 흉터 때문에 강원도에서 찾아왔다. 이 사람은 수두에 걸린 줄도 모르고 물집을 벗기겠다며 때밀이 수건으로 얼굴을 문지른 탓에 좁쌀만 한 것부터 작은 콩알만 한 것에 이르기까지 얼굴에 몇 백 개의 흉터가 생겼다. CO_2 프락셔날 레이저와 PRP(자가혈액주사)요법을 사용한 결과 3개월 만에 전체 흉터가 70% 이상이 없어지고 깊은 흉터도 50% 이상 개선되었다.

● PRP(Platelet Rich Plasma : 자가혈액주사) 요법

PRP는 채혈을 원심분리기에 2번 돌려서 혈소판이 농축되도록 만든 혈장이다. 미국에서는 운동선수들이 운동 중 생긴 상처를 빨리 회복되기 위한 치료 목적으로 사용하고 있다. 지혈 작용은 물론 상처를 아물게 하는 혈소판에는 피부재생인자가 풍부해 튼 살이나 여드름 흉터와 수두 흉터 같은 곳에 사용하면 상처를 빨리 치유할 수 있다. 물론 피부를 재생하고 탄력도 주기 때문에 잔주름을 예방하거나 피부 미용의 목적으로 사용해도 효과적이다.

3. 새로 나온 제품
● 천년의 아침

장운동을 활성화시키고 포만감을 주는 식이섬유, 비타민 B군, 비타민 C와 칼슘 등 필수 영양성분과 한국인들의 건강 밥상에 늘 오르는 김치 추출물뿐 아니라 돌미나리, 매실, 약쑥 등이 들어 있다.

2009년 새로 개발한 다이어트식으로 유명한 제주도의 백년초보다 더 좋다고 알려진 천년초를 주원료로 만든 제품이다. 천연초는 사막이나 아열대가 아니라 사계절이 뚜렷한 곳에서 자라는 선인장으로 한겨울 영하 20℃의 혹한에서도 얼어 죽지 않는 강인한 생명력으로 유명하다.

천년초의 가장 큰 장점은 식이섬유가 다른 어떤 식품보다 월등히 많다는 것이다. 덕분에 살 때문에 고민하는 이들의 또 다른 고민인 변비를 예방하고 장운동을 활성화한다. 식이섬유의 또 다른 장점은 포만감을 주어 배고픔을 느끼지 않도록 하는 것이다. 천년초의 식이섬유는 최소한 4시간에서 6시간 이상 포만감을 지속하게 한다.

천년초는 프렌치 패러독스의 비밀로 알려진 항산화물질인 플라보노이드가 포도보다 풍부하며, 비타민 C는 알로에의 7배, 칼슘은 멸치의 9배나 된다. 에너지 대사에 영향을 미치는 비타민 B군인 리보플라빈, 티아민, 나이아신도 풍부하다.

〈천년의 아침〉은 이런 천년초에다가 건강에 유익한 다른 성분 및 지방분해로 잘 알려진 L-카르니틴과 키토산, 체지방이 쌓이는 것을 원천적으로 막아주는 가르시니아 껍질추출물(HCA)을 첨가해 개발됐다.

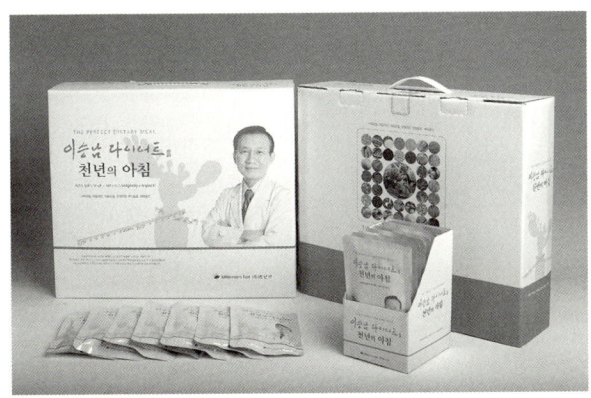

가림출판사 · 가림M&B · 가림Let's에서 나온 책들

문학

바늘구멍
켄 폴리트 지음 / 홍영의 옮김 / 신국판 / 342쪽 / 5,300원

레베카의 열쇠
켄 폴리트 지음 / 손연숙 옮김 / 신국판 / 492쪽 / 6,800원

암병선
니시무라 쥬코 지음 / 홍영의 옮김 / 신국판 / 300쪽 / 4,800원

첫키스한 얘기 말해도 될까
김정미 외 7명 지음 / 신국판 / 228쪽 / 4,000원

사미인곡 上·中·下 김충호 지음 / 신국판 / 각 권 5,000원

이내의 끝자리 박수완 스님 지음 / 국판변형 / 132쪽 / 3,000원

너는 왜 나에게 다가서야 했는지
김충호 지음 / 국판변형 / 124쪽 / 3,000원

세계의 명언 편집부 엮음 / 신국판 / 322쪽 / 5,000원

여자가 알아야 할 101가지 지혜
제인 아서 엮음 / 지창영 옮김 / 4×6판 / 132쪽 / 5,000원

현명한 사람이 읽는 지혜로운 이야기
이정민 엮음 / 신국판 / 236쪽 / 6,500원

성공적인 표정이 당신을 바꾼다
마츠오 도오루 지음 / 홍영의 옮김 / 신국판 / 240쪽 / 7,500원

태양의 법
오오카와 류우호오 지음 / 민병수 옮김 / 신국판 / 246쪽 / 8,500원

영원의 법
오오카와 류우호오 지음 / 민병수 옮김 / 신국판 / 240쪽 / 8,000원

석가의 본심
오오카와 류우호오 지음 / 민병수 옮김 / 신국판 / 246쪽 / 10,000원

옛 사람들의 재치와 웃음
강형중 · 김경익 편저 / 신국판 / 316쪽 / 8,000원

지혜의 쉼터
쇼펜하우어 지음 / 김충호 엮음 / 4×6판 양장본 / 160쪽 / 4,300원

헤세가 너에게
헤르만 헤세 지음 / 홍영의 엮음 / 4×6판 양장본 / 144쪽 / 4,500원

사랑보다 소중한 삶의 의미
크리슈나무르티 지음 / 최윤영 엮음 / 신국판 / 180쪽 / 4,000원

장자-어찌하여 알 속에 털이 있다 하는가
홍영의 엮음 / 4×6판 / 180쪽 / 4,000원

논어-배우고 때로 익히면 즐겁지 아니한가
신도희 엮음 / 4×6판 / 180쪽 / 4,000원

맹자-가까이 있는데 어찌 먼 데서 구하려 하는가
홍영의 엮음 / 4×6판 / 180쪽 / 4,000원

아름다운 세상을 만드는 사랑의 메시지 365
DuMont monte Verlag 엮음 / 정성호 옮김
4×6판 변형 양장본 / 240쪽 / 8,000원

황금의 법
오오카와 류우호오 지음 / 민병수 옮김 / 신국판 / 320쪽 / 12,000원

왜 여자는 바람을 피우는가?
기젤라 룬테 지음 / 김현성 · 진정미 옮김 / 국판 / 200쪽 / 7,000원

세상에서 가장 아름다운 선물
김인자 지음 / 국판변형 / 292쪽 / 9,000원

수능에 꼭 나오는 한국 단편 33
윤종필 엮음 / 신국판 / 704쪽 / 11,000원

수능에 꼭 나오는 한국 현대 단편 소설
윤종필 엮음 및 해설 / 신국판 / 364쪽 / 11,000원

수능에 꼭 나오는 세계단편(영미권)
지창영 옮김 / 윤종필 엮음 및 해설 / 신국판 / 328쪽 / 10,000원

수능에 꼭 나오는 세계단편(유럽권)
지창영 옮김 / 윤종필 엮음 및 해설 / 신국판 / 360쪽 / 11,000원

대왕세종 1·2·3 박충훈 지음 / 신국판 / 각 권 9,800원

세상에서 가장 소중한 아버지의 선물
최은경 지음 / 신국판 / 144쪽 / 9,500원

건강

아름다운 피부미용법
이순희(한독피부미용학원 원장) 지음 / 신국판 / 296쪽 / 6,000원

버섯건강요법 김병각 외 6명 지음 / 신국판 / 286쪽 / 8,000원

성인병과 암을 정복하는 유기게르마늄
이상현 편저 / 쿄오 샤오이 감수 / 신국판 / 312쪽 / 9,000원

난치성 피부병 생약효소연구원 지음 / 신국판 / 232쪽 / 7,500원

新 방약합편 정도명 편역 / 신국판 / 416쪽 / 15,000원

자연치료의학 오홍근(신경정신과 의학박사 · 자연의학박사) 지음
신국판 / 472쪽 / 15,000원

약초의 활용과 가정한방 이인성 지음 / 신국판 / 384쪽 / 8,500원

역전의학
이시하라 유미 지음 / 유태종 감수 / 신국판 / 286쪽 / 8,500원

이순희식 순수피부미용법
이순희(한독피부미용학원 원장) 지음 / 신국판 / 304쪽 / 7,000원

21세기 당뇨병 예방과 치료법
이현철(연세대 의대 내과 교수) 지음 / 신국판 / 360쪽 / 9,500원

신재용의 민의학 동의보감
신재용(해성한의원 원장) 지음 / 신국판 / 476쪽 / 10,000원

치매 알면 치매 이긴다
배우성(백상한방병원 원장) 지음 / 신국판 / 312쪽 / 10,000원

21세기 건강혁명 밥상 위의 보약 생식
최경순 지음 / 신국판 / 348쪽 / 9,800원

기치유와 기공수련
윤한흥(기치유 연구원 회장) 지음 / 신국판 / 340쪽 / 12,000원

만병의 근원 스트레스 원인과 퇴치
김지혁(김지혁한의원 원장) 지음 / 신국판 / 324쪽 / 9,500원

김종성 박사의 뇌졸중 119 김종성 지음 / 신국판 / 356쪽 / 12,000원

탈모 예방과 모발 클리닉
장정훈 · 전재홍 지음 / 신국판 / 252쪽 / 8,000원

구태규의 100% 성공 다이어트
구태규 지음 / 4×6배판 변형 / 240쪽 / 9,900원

암 예방과 치료법 이춘기 지음 / 신국판 / 296쪽 / 11,000원

알기 쉬운 위장병 예방과 치료법
민영일 지음 / 신국판 / 328쪽 / 9,900원

이온 체내혁명
노보루 야마노이 지음 / 김병관 옮김 / 신국판 / 272쪽 / 9,500원

어혈과 사혈요법 정지천 지음 / 신국판 / 308쪽 / 12,000원

약손 경락마사지로 건강미인 만들기
고정환 지음 / 4×6배판 변형 / 284쪽 / 15,000원

정유정의 LOVE DIET
정유정 지음 / 4×6배판 변형 / 196쪽 / 10,500원

머리에서 발끝까지 예뻐지는 부분다이어트
신상만 · 김선민 지음 / 4×6배판 변형 / 196쪽 / 11,000원

알기 쉬운 심장병 119 박승정 지음 / 신국판 / 248쪽 / 9,000원

알기 쉬운 고혈압 119 이정균 지음 / 신국판 / 304쪽 / 10,000원

여성을 위한 부인과질환의 예방과 치료
차선희 지음 / 신국판 / 304쪽 / 10,000원

알기 쉬운 아토피 119
이승규 · 임승엽 · 김문호 · 안유일 지음 / 신국판 / 232쪽 / 9,500원

120세에 도전한다
이권행 지음 / 신국판 / 308쪽 / 11,000원

건강과 아름다움을 만드는 요가
정판식 지음 / 4×6배판 변형 / 224쪽 / 14,000원

우리 아이 건강하고 아름다운 롱다리 만들기
김성훈 지음 / 대국전판 / 236쪽 / 10,500원

알기 쉬운 허리디스크 예방과 치료
이종서 지음 / 대국전판 / 336쪽 / 12,000원

소아과 전문의에게 듣는 알기 쉬운 소아과 119
신영규 · 이강우 · 최성향 지음 / 4×6배판 변형 / 280쪽 / 14,000원

피가 맑아야 건강하게 오래 살 수 있다
김영찬 지음 / 신국판 / 256쪽 / 10,000원

웰빙형 피부 미인을 만드는 나만의 셀프 피부건강
양해원 지음 / 대국전판 / 144쪽 / 9,000원

내 몸을 살리는 생활 속의 웰빙 항암 식품
이승남 지음 / 대국전판 / 248쪽 / 9,800원

마음한글, 느낌한글 박완식 지음 / 4×6배판 / 300쪽 / 15,000원

웰빙 동의보감식 발마사지 10분
최미희 지음 / 신재용 감수 / 4×6배판 변형 / 204쪽 / 13,000원

아름다운 몸, 건강한 몸을 위한 목욕 건강 30분
임하녕 지음 / 신국판 / 176쪽 / 9,500원

내가 만드는 한방생주스 60 김영섭 지음 / 국판 / 112쪽 / 7,000원

몸을 살리는 건강식품
백은희 · 조창호 · 최양진 지음 / 신국판 / 384쪽 / 11,000원

건강도 키우고 성적도 올리는 자녀 건강
김진돈 지음 / 신국판 / 304쪽 / 12,000원

알기 쉬운 간질환 119 이관식 지음 / 신국판 / 272쪽 / 11,000원

밥으로 병을 고친다 허봉수 지음 / 대국전판 / 352쪽 / 13,500원

알기 쉬운 신장병 119 김형규 지음 / 신국판 / 240쪽 / 10,000원

마음의 감기 치료법 우울증 119
이민수 지음 / 대국전판 / 232쪽 / 9,800원

관절염 119 송영욱 지음 / 대국전판 / 224쪽 / 9,800원

내 딸을 위한 미성년 클리닉
강병문 · 이향아 · 최정원 지음 / 국판 / 148쪽 / 8,000원

암을 다스리는 기적의 치유법 케이 세이헤이 감수 / 카와키 나리카즈 지음 / 민병수 옮김 / 신국판 / 256쪽 / 9,000원

스트레스 다스리기 대한불안장애학회 스트레스관리연구특별위원회 지음 / 신국판 / 304쪽 / 12,000원

천연 식초 건강법 건강식품연구회 엮음 / 신재용(해성한의원 원장) 감수
신국판 / 252쪽 / 9,000원

암에 대한 모든 것
서울아산병원 암센터 지음 / 신국판 / 360쪽 / 13,000원

알록달록 컬러 다이어트 이승남 지음 / 국판 / 248쪽 / 10,000원

당신도 부모가 될 수 있다 정병준 지음 / 신국판 / 268쪽 / 9,500원

키 10cm 더 크는 키네스 성장법 김양수 · 이종균 · 최형규 · 표재환 · 김문희 지음 / 대국전판 / 312쪽 / 12,000원

당뇨병 백과

이현철 · 송영득 · 안철우 지음 / 4×6배판 변형 / 392쪽 / 16,000원

호흡기 클리닉 119 박성학 지음 / 신국판 / 256쪽 / 10,000원

키 쑥쑥 크는 롱다리 만들기
롱다리 성장클리닉 원장단 지음 / 4×6배판 변형 / 256쪽 / 11,000원

내 몸을 살리는 건강식품
백은희 · 조창호 · 최양진 지음 / 신국판 / 384쪽 / 12,000원

내 몸에 맞는 운동과 건강
하철수 지음 / 신국판 / 264쪽 / 11,000원

알기 쉬운 척추 질환 119
김수연 지음 / 신국판 변형 / 240쪽 / 11,000원

베스트 닥터 박승정 교수팀의 심장병 예방과 치료
박승정 외 5인 지음 / 신국판 / 264쪽 / 10,500원

암 전이 재발을 막아주는 한방 신치료 전략
조종관 · 유화승 지음 / 신국판 / 308쪽 / 12,000원

식탁 위의 위대한 혁명 사계절 웰빙 식품
김진돈 지음 / 신국판 / 284쪽 / 12,000원

교 육

우리 교육의 창조적 백색혁명
원상기 지음 / 신국판 / 206쪽 / 6,000원

현대생활과 체육
조창남 외 5명 공저 / 신국판 / 340쪽 / 10,000원

퍼펙트 MBA IAE유학네트 지음 / 신국판 / 400쪽 / 12,000원

유학길라잡이 I - 미국편
IAE유학네트 지음 / 4×6배판 / 372쪽 / 13,900원

유학길라잡이 II - 4개국편
IAE유학네트 지음 / 4×6배판 / 348쪽 / 13,900원

조기유학길라잡이.com
IAE유학네트 지음 / 4×6배판 / 428쪽 / 15,000원

현대인의 건강생활
박상호 외 5명 지음 / 4×6배판 / 268쪽 / 15,000원

천재아이로 키우는 두뇌훈련
나카마츠 요시로 지음 / 민병수 옮김 / 국판 / 288쪽 / 9,500원

두뇌혁명
나카마츠 요시로 지음 / 민병수 옮김 / 4×6판 양장본 / 288쪽 / 12,000원

테마별 고사성어로 익히는 한자
김경익 지음 / 4×6배판 변형 / 248쪽 / 9,800원

生생 공부비법 이은승 지음 / 대국전판 / 272쪽 / 9,500원

자녀를 성공시키는 습관만들기
배은경 지음 / 대국전판 / 232쪽 / 9,500원

한자능력검정시험 1급
한자능력검정시험연구위원회 편저 / 4×6배판 / 568쪽 / 21,000원

한자능력검정시험 2급
한자능력검정시험연구위원회 편저 / 4×6배판 / 472쪽 / 18,000원

한자능력검정시험 3급(3급II)
한자능력검정시험연구위원회 편저 / 4×6배판 / 440쪽 / 17,000원

한자능력검정시험 4급(4급II)
한자능력검정시험연구위원회 편저 / 4×6배판 / 352쪽 / 15,000원

한자능력검정시험 5급
한자능력검정시험연구위원회 편저 / 4×6배판 / 264쪽 / 11,000원

한자능력검정시험 6급
한자능력검정시험연구위원회 편저 / 4×6배판 / 168쪽 / 8,500원

한자능력검정시험 7급
한자능력검정시험연구위원회 편저 / 4×6배판 / 152쪽 / 7,000원

한자능력검정시험 8급

한자능력검정시험연구위원회 편저 / 4×6배판 / 112쪽 / 6,000원

볼링의 이론과 실기 이택상 지음 / 신국판 / 192쪽 / 9,000원

고사성어로 끝내는 천자문
조준상 글 · 그림 / 4×6배판 / 216쪽 / 12,000원

논술 종합 비타민
이종원 지음 / 신국판 / 200쪽 / 9,000원

내 아이 스타 만들기 김민성 지음 / 신국판 / 200쪽 / 9,000원

교육 1번지 강남 엄마들의 수험생 자녀 관리
황송주 지음 / 신국판 / 288쪽 / 9,500원

초등학생이 꼭 알아야 할 위대한 역사 상식
우진영 · 이양경 지음 / 4×6배판 변형 / 228쪽 / 9,500원

초등학생이 꼭 알아야 할 행복한 경제 상식
우진영 · 전선심 지음 / 4×6배판 변형 / 224쪽 / 9,500원

초등학생이 꼭 알아야 할 재미있는 과학상식
우진영 · 정경희 지음 / 4×6배판 변형 / 220쪽 / 9,500원

한자능력검정시험 3급 · 3급 II
한자능력검정시험연구위원회 편저 / 4×6판 / 380쪽 / 7,500원

교과서 속에 꼭꼭 숨어있는 이색박물관 체험 이신화 지음
대국전판 / 248쪽 / 12,000원

초등학생 독서 논술(저학년) 책마루 독서교육연구회 지음
4×6배판 변형 / 244쪽 / 14,000원

초등학생 독서 논술(고학년) 책마루 독서교육연구회 지음
4×6배판 변형 / 236쪽 / 14,000원

놀면서 배우는 경제 김솔 지음 / 대국전판 / 196쪽 / 10,000원

건강생활과 레저스포츠 즐기기
강선희 외 11명 공저 / 4×6배판 / 324쪽 / 18,000원

아이의 미래를 바꿔주는 좋은 습관
배은경 지음 / 신국판 / 216쪽 / 9,500원

다중지능 아이의 미래를 바꾼다
이소영 외 6인 지음 / 신국판 / 232쪽 / 11,000원

체육학 자연과학 및 사회과학 분야의 석 · 박사 학위 논문, 학술진흥재단 등재지, 등재후보지와 관련된 학회지 논문 작성법
하철수 · 김봉경 지음 / 신국판 / 336쪽 / 15,000원

공부가 제일 쉬운 공부 달인 되기
이은승 지음 / 신국판 / 256쪽 / 10,000원

취미 · 실용

김진국과 같이 배우는 와인의 세계
김진국 지음 / 국배판 변형 양장본(올컬러) / 208쪽 / 30,000원

배스낚시 테크닉 이종건 지음 / 4×6배판 / 440쪽 / 20,000원

나도 디지털 전문가 될 수 있다!!!
이승훈 지음 / 4×6배판 / 320쪽 / 19,200원

건강하고 아름다운 동양란 기르기
난마을 지음 / 4×6배판 변형 / 184쪽 / 12,000원

애완견114 황양원 엮음 / 4×6배판 변형 / 228쪽 / 13,000원

경제 · 경영

CEO가 될 수 있는 성공법칙 101가지
김승룡 편역 / 신국판 / 320쪽 / 9,500원

정보소프트 김승룡 지음 / 신국판 / 324쪽 / 6,000원

기획대사전 다카하시 겐코 지음 / 홍영의 옮김
신국판 / 552쪽 / 19,500원

맨손창업 · 맞춤창업 BEST 74
양혜숙 지음 / 신국판 / 416쪽 / 12,000원

무자본, 무점포 창업! FAX 한 대면 성공한다
다카시로 고시 지음 / 홍영의 옮김 / 신국판 / 226쪽 / 7,500원

성공하는 기업의 인간경영 중소기업 노무 연구회 편저 / 홍영의 옮김
신국판 / 368쪽 / 11,000원

21세기 IT가 세계를 지배한다
김광희 지음 / 신국판 / 380쪽 / 12,000원

경제기사로 부자아빠 만들기
김기태 · 신현태 · 박근수 공저 / 신국판 / 388쪽 / 12,000원

포스트 PC의 주역 정보가전과 무선인터넷
김광희 지음 / 신국판 / 356쪽 / 12,000원

성공하는 사람들의 마케팅 바이블
채수명 지음 / 신국판 / 328쪽 / 12,000원

느린 비즈니스로 돌아가라
사카모토 게이이치 지음 / 정성호 옮김 / 신국판 / 276쪽 / 9,000원

적은 돈으로 큰돈 벌 수 있는 부동산 재테크
이원재 지음 / 신국판 / 340쪽 / 12,000원

바이오혁명 이주영 지음 / 신국판 / 328쪽 / 12,000원

성공하는 사람들의 자기혁신 경영기술
채수명 지음 / 신국판 / 344쪽 / 12,000원

CFO 교텐 토요오 · 타하라 오키시 지음 / 민병수 옮김
신국판 / 312쪽 / 12,000원

네트워크시대 네트워크마케팅
임동학 지음 / 신국판 / 376쪽 / 12,000원

성공리더의 7가지 조건
다이앤 트레이시 · 윌리엄 모건 지음 / 지창영 옮김
신국판 / 360쪽 / 13,000원

김종결의 성공창업
김종결 지음 / 신국판 / 340쪽 / 12,000원

최적의 타이밍에 내 집 마련하는 기술
이원재 지음 / 신국판 / 248쪽 / 10,500원

컨설팅 세일즈 *Consulting sales*
임동학 지음 / 대국전판 / 336쪽 / 13,000원

연봉 10억 만들기
김농주 지음 / 국판 / 216쪽 / 10,000원

주5일제 근무에 따른 한국형 주말창업
최효진 지음 / 신국판 변형 양장본 / 216쪽 / 10,000원

돈 되는 땅 돈 안되는 땅
김영준 지음 / 신국판 / 320쪽 / 13,000원

돈 버는 회사로 만들 수 있는 109가지
다카하시 도시노리 지음 / 민병수 옮김 / 신국판 / 344쪽 / 13,000원

프로는 디테일에 강하다
김미현 지음 / 신국판 / 248쪽 / 9,000원

머니투데이 송복규 기자의 부동산으로 주머니돈 100배 만들기
송복규 지음 / 신국판 / 328쪽 / 13,000원

성공하는 슈퍼마켓&편의점 창업
나명환 지음 / 4×6배판 변형 / 500쪽 / 28,000원

대한민국 성공 재테크 부동산 펀드와 리츠로 승부하라
김영준 지음 / 신국판 / 256쪽 / 12,000원

마일리지 200% 활용하기
박성희 지음 / 국판 변형 / 200쪽 / 8,000원

1%의 가능성에 도전, 성공 신화를 이룬 여성 CEO
김미현 지음 / 신국판 / 248쪽 / 9,500원

3천만원으로 부동산 재벌 되기
최수길 · 이숙 · 조연희 지음 / 신국판 / 290쪽 / 12,000원

10년을 앞설 수 있는 재테크 노동규 지음 / 신국판 / 260쪽 / 10,000원

세계 최강을 추구하는 도요타 방식

나카야마 키요타카 지음 / 민병수 옮김 / 신국판 / 296쪽 / 12,000원

최고의 설득을 이끌어내는 프레젠테이션
조두환 지음 / 신국판 / 296쪽 / 11,000원

최고의 만족을 이끌어내는 창의적 협상
조강희·조원희 지음 / 신국판 / 248쪽 / 10,000원

New 세일즈 기법 물건을 팔지 말고 가치를 팔아라
조기선 지음 / 신국판 / 264쪽 / 9,500원

작은 회사는 전략이 달라야 산다
황문진 지음 / 신국판 / 312쪽 / 11,000원

돈되는 슈퍼마켓&편의점 창업전략(입지 편)
나명환 지음 / 신국판 / 352쪽 / 13,000원

25·35 꼼꼼 여성 재테크 정원훈 지음 / 신국판 / 224쪽 / 11,000원

대한민국 2030 독특하게 창업하라
이상헌·이호 지음 / 신국판 / 288쪽 / 12,000원

왕초보 주택 경매로 돈 벌기
천관성 지음 / 신국판 / 268쪽 / 12,000원

New 마케팅 기법 (실천편) 물건을 팔지 말고 가치를 팔아라 2
조기선 지음 / 신국판 / 240쪽 / 10,000원

퇴출 두려워 마라 홀로서기에 도전하라
신정수 지음 / 신국판 / 256쪽 / 11,500원

슈퍼마켓&편의점 창업 바이블
나명환 지음 / 신국판 / 280쪽 / 12,000원

위기의 한국 기업 재창조하라
신정수 지음 / 신국판 양장본 / 304쪽 / 15,000원

주 식

개미군단 대박맞이 주식투자
홍성걸(한양증권 투자분석팀 팀장) 지음 / 신국판 / 310쪽 / 9,500원

알고 하자! 돈 되는 주식투자
이길영 외 2명 공저 / 신국판 / 388쪽 / 12,500원

항상 당하기만 하는 개미들의 매도·매수타이밍 999% 적중 노하우
강경무 지음 / 신국판 / 336쪽 / 12,000원

부자 만들기 주식성공클리닉
이창희 지음 / 신국판 / 372쪽 / 11,500원

선물·옵션 이론과 실전매매
이창희 지음 / 신국판 / 372쪽 / 12,000원

너무나 쉬워 재미있는 주가차트
홍성무 지음 / 4×6배판 / 216쪽 / 15,000원

주식투자 직접 투자로 높은 수익을 올릴 수 있는 비결
김학균 지음 / 신국판 / 230쪽 / 11,000원

역 학

역리종합 만세력 정도명 편저 / 신국판 / 532쪽 / 10,500원
작명대전 정보국 지음 / 신국판 / 460쪽 / 12,000원
하락이수 해설 이천교 편저 / 신국판 / 620쪽 / 27,000원
현대인의 창조적 관상과 수상 백운산 지음 / 신국판 / 344쪽 / 9,000원
대운용신영부적 정재원 지음 / 신국판 양장본 / 750쪽 / 39,000원
사주비결활용법 이세진 지음 / 신국판 / 392쪽 / 12,000원
컴퓨터세대를 위한 新 성명학대전 박용찬 지음 / 신국판 / 388쪽 / 11,000원
길흉화복 꿈풀이 비법 백운산 지음 / 신국판 / 410쪽 / 12,000원
새천년 작명컨설팅 정재원 지음 / 신국판 / 492쪽 / 13,900원
백운산의 신세대 궁합 백운산 지음 / 신국판 / 304쪽 / 9,500원
동자삼 작명학 남시모 지음 / 신국판 / 496쪽 / 15,000원

구성학의 기초 문길여 지음 / 신국판 / 412쪽 / 12,000원
소울음소리 이건우 지음 / 신국판 / 314쪽 / 10,000원

법률 일반

여성을 위한 성범죄 법률상식
조명헌(변호사) 지음 / 신국판 / 248쪽 / 8,000원

아파트 난방비 75% 절감방법
고영근 지음 / 신국판 / 238쪽 / 8,000원

일반인이 꼭 알아야 할 절세전략 173선
최성호(공인회계사) 지음 / 신국판 / 392쪽 / 12,000원

변호사와 함께하는 부동산 경매
최환주(변호사) 지음 / 신국판 / 404쪽 / 13,000원

혼자서 쉽고 빠르게 할 수 있는 소액재판
김재용·김종철 공저 / 신국판 / 312쪽 / 9,500원

"술 한 잔 사겠다"는 말에서 찾아보는 채권·채무
변환철(변호사) 지음 / 신국판 / 408쪽 / 13,000원

알기쉬운 부동산 세무 길라잡이
이건우(세무서 재산계장) 지음 / 신국판 / 400쪽 / 13,000원

알기쉬운 어음, 수표 길라잡이
변환철(변호사) 지음 / 신국판 / 328쪽 / 11,000원

제조물책임법
강동근(변호사)·윤종성(검사) 공저 / 신국판 / 368쪽 / 13,000원

알기 쉬운 주5일근무에 따른 임금·연봉제 실무
문강분(공인노무사) 지음 / 4×6배판 변형 / 544쪽 / 35,000원

변호사 없이 당당히 이길 수 있는 형사소송
김대환 지음 / 신국판 / 304쪽 / 13,000원

변호사 없이 당당히 이길 수 있는 민사소송
김대환 지음 / 신국판 / 412쪽 / 14,500원

혼자서 해결할 수 있는 교통사고 Q&A
조명헌(변호사) 지음 / 신국판 / 336쪽 / 12,000원

알기 쉬운 개인회생·파산 신청법
최재구(법무사) 지음 / 신국판 / 352쪽 / 13,000원

생활법률

부동산 생활법률의 기본지식
대한법률연구회 지음 / 김원중(변호사) 감수 / 신국판 / 472쪽 / 13,000원

고소장·내용증명 생활법률의 기본지식
하태웅(변호사) 지음 / 신국판 / 440쪽 / 12,000원

노동 관련 생활법률의 기본지식
남동희(공인노무사) 지음 / 신국판 / 528쪽 / 14,000원

외국인 근로자 생활법률의 기본지식
남동희(공인노무사) 지음 / 신국판 / 400쪽 / 12,000원

계약작성 생활법률의 기본지식
이상도(변호사) 지음 / 신국판 / 560쪽 / 14,500원

지적재산 생활법률의 기본지식
이상도(변호사)·조의제(변리사) 공저 / 신국판 / 496쪽 / 14,000원

부당노동행위와 부당해고 생활법률의 기본지식
박영수(공인노무사) 지음 / 신국판 / 432쪽 / 14,000원

주택·상가임대차 생활법률의 기본지식
김운용(변호사) 지음 / 신국판 / 480쪽 / 14,000원

하도급거래 생활법률의 기본지식
김진홍(변호사) 지음 / 신국판 / 440쪽 / 14,000원

이혼소송과 재산분할 생활법률의 기본지식
박동섭(변호사) 지음 / 신국판 / 460쪽 / 14,000원

부동산등기 생활법률의 기본지식
정상태 (법무사) 지음 / 신국판 / 456쪽 / 14,000원

기업경영 생활법률의 기본지식
안동섭 (단국대 교수) 지음 / 신국판 / 466쪽 / 14,000원

교통사고 생활법률의 기본지식
박정무 (변호사)·전병찬 공저 / 신국판 / 480쪽 / 14,000원

소송서식 생활법률의 기본지식
김대환 지음 / 신국판 / 480쪽 / 14,000원

호적·가사소송 생활법률의 기본지식
정주수 (법무사) 지음 / 신국판 / 516쪽 / 14,000원

新상속과 세금 생활법률의 기본지식
박동섭 (변호사) 지음 / 신국판 / 492쪽 / 14,500원

담보·보증 생활법률의 기본지식
류창호 (법학박사) 지음 / 신국판 / 436쪽 / 14,000원

소비자보호 생활법률의 기본지식
김성천 (법학박사) 지음 / 신국판 / 504쪽 / 15,000원

판결·공정증서 생활법률의 기본지식
정상태 (법무사) 지음 / 신국판 / 312쪽 / 13,000원

산업재해보상보험 생활법률의 기본지식
정유석 (공인노무사) 지음 / 신국판 / 384쪽 / 14,000원

처 세

성공적인 삶을 추구하는 여성들에게 **우먼파워**
조안 커너·모이라 레이너 공저 / 지창영 옮김
신국판 / 352쪽 / 8,800원

聽 **이익이 되는 말** 話 **손해가 되는 말**
우메시마 미요 지음 / 정성호 옮김 / 신국판 / 304쪽 / 9,000원

부자들의 생활습관 가난한 사람들의 생활습관
다케우치 야스오 지음 / 홍영의 옮김 / 신국판 / 320쪽 / 9,800원

코끼리 귀를 당긴 원숭이-히딩크식 창의력을 배우자
강충인 지음 / 신국판 / 208쪽 / 8,500원

성공하려면 유머와 위트로 무장하라
민영욱 지음 / 신국판 / 292쪽 / 9,500원

등소평의 **오뚝이전략** 조장남 편저 / 신국판 / 304쪽 / 9,500원

노무현 화술과 화법을 통한 이미지 변화
이현정 지음 / 신국판 / 320쪽 / 10,000원

성공하는 사람들의 **토론의 법칙**
민영욱 지음 / 신국판 / 280쪽 / 9,500원

사람은 칭찬을 먹고산다 민영욱 지음 / 신국판 / 268쪽 / 9,500원

사과의 기술 김농주 지음 / 신국판 변형 양장본 / 200쪽 / 10,000원

취업 경쟁력을 높여라 김농주 지음 / 신국판 / 280쪽 / 12,000원

유비쿼터스시대의 블루오션 전략
최양진 지음 / 신국판 / 248쪽 / 10,000원

나만의 블루오션 전략-화술편
민영욱 지음 / 신국판 / 254쪽 / 10,000원

희망의 씨앗을 뿌리는 20대를 위하여
우광균 지음 / 신국판 / 172쪽 / 8,000원

끌리는 사람이 되기위한 이미지 컨설팅
홍순아 지음 / 대국전판 / 194쪽 / 10,000원

글로벌 리더의 소통을 위한 스피치
민영욱 지음 / 신국판 / 216쪽 / 10,000원

오바마처럼 꿈에 미쳐라 정영순 지음 / 신국판 / 208쪽 / 9,500원

여자 30대, 내 생애 최고의 인생을 만들어라
정영순 지음 / 신국판 / 256쪽 / 11,500원

인맥의 달인을 넘어 인맥의 神이 되라
서필환·봉은희 지음 / 신국판 / 304쪽 / 12,000원

아임 파인(I'm Fine!)
오오카와 류우호오 지음 / 4×6판 / 152쪽 / 8,000원

미셸 오바마처럼 사랑하고 성공하라
정영순 지음 / 신국판 / 224쪽 / 10,000원

용기의 법
오오카와 류우호오 지음 / 국판 / 208쪽 / 10,000원

명 상

명상으로 얻는 깨달음
달라이 라마 지음 / 지창영 옮김 / 국판 / 320쪽 / 9,000원

어 학

2진법 영어 이상도 지음 / 4×6배판 변형 / 328쪽 / 13,000원

한 방으로 끝내는 영어 고제윤 지음 / 신국판 / 316쪽 / 9,800원

한 방으로 끝내는 영단어 김승엽 지음 / 김수경·카렌다 감수 /
4×6배판 변형 / 236쪽 / 9,800원

해도해도 안 되던 영어회화 하루에 30분씩 90일이면 끝난다
Carrot Korea 편집부 지음 / 4×6배판 변형 / 260쪽 / 11,000원

바로 활용할 수 있는 **기초생활영어**
김수경 지음 / 신국판 / 240쪽 / 10,000원

바로 활용할 수 있는 **비즈니스영어**
김수경 지음 / 신국판 / 252쪽 / 10,000원

생존영어55 홍일록 지음 / 신국판 / 224쪽 / 8,500원

필수 여행영어회화 한현숙 지음 / 4×6판 변형 / 328쪽 / 7,000원

필수 여행일어회화 윤영자 지음 / 4×6판 변형 / 264쪽 / 6,500원

필수 여행중국어회화 이은진 지음 / 4×6판 변형 / 256쪽 / 7,000원

영어로 배우는 중국어 김승엽 지음 / 신국판 / 216쪽 / 9,000원

필수 여행스페인어회화 유연창지음 / 4×6판 변형 / 288쪽 / 7,000원

바로 활용할 수 있는 **홈스테이 영어**
김형주 지음 / 신국판 / 184쪽 / 9,000원

필수 여행러시아어회화 이은수 지음 / 4×6판 변형 / 248쪽 / 7,500원

여 행

우리 땅 우리 문화가 살아 숨쉬는 옛터
이형권 지음 / 대국전판(올컬러) / 208쪽 / 9,500원

아름다운 산사 이형권 지음 / 대국전판(올컬러) / 208쪽 / 9,500원

맛과 멋이 있는 낭만의 카페
박성찬 지음 / 대국전판(올컬러) / 168쪽 / 9,900원

한국의 숨어 있는 아름다운 풍경
이종원 지음 / 대국전판(올컬러) / 208쪽 / 9,900원

사람이 있고 자연이 있는 아름다운 명산
박기성 지음 / 대국전판(올컬러) / 176쪽 / 12,000원

마음의 고향을 찾아가는 여행 포구
김인자 지음 / 대국전판(올컬러) / 224쪽 / 14,000원

생명이 살아 숨쉬는 한국의 아름다운 강
민병준 지음 / 대국전판(올컬러) / 168쪽 / 12,000원

틈나는 대로 세계여행
김재관 지음 / 4×6배판 변형(올컬러) / 368쪽 / 20,000원

풍경 속을 걷는 즐거움 명상 산책
김인자 지음 / 대국전판(올컬러) / 224쪽 / 14,000원

3.3.7 세계여행
김완수 지음 / 4×6배판 변형(올컬러) / 280쪽 / 12,900원

레포츠

수열이의 브라질 축구 탐방 삼바 축구, 그들은 강하다
이수열 지음 / 신국판 / 280쪽 / 8,500원

마라톤, 그 아름다운 도전을 향하여
빌 로저스·프리실라 웰치·조 헨더슨 공저 /
오인환 감수 / 지창영 옮김 / 4×6배판 / 320쪽 / 15,000원

인라인스케이팅 100%즐기기
임미숙 지음 / 4×6배판 변형 / 172 / 11,000원

스키 100% 즐기기
김동환 지음 / 4×6배판 변형 / 184쪽 / 12,000원

태권도 총론
하웅의 지음 / 4×6배판 / 288쪽 / 15,000원

수영 100% 즐기기
김종만 지음 / 4×6배판 변형 / 248쪽 / 13,000원

건강을 위한 웰빙 걷기
이강옥 지음 / 대국전판 / 280쪽 / 10,000원

쉽고 즐겁게! 신나게! 배우는 재즈댄스
최재선 지음 / 4×6배판 변형 / 200쪽 / 12,000원

해양스포츠 카이트보딩
김남용 편저 / 신국판(올컬러) / 152쪽 / 18,000원

여성실용

결혼준비, 이제 놀이가 된다 김창규·김수경·김정철 지음
4×6배판 변형(올컬러) / 230쪽 / 13,000원

아 동

꿈도둑의 비밀
이소영 지음 / 신국판 / 136쪽 / 7,500원

골 프

퍼팅 메커닉
이근택 지음 / 4×6배판 변형 / 192쪽 / 18,000원

아마골프 가이드
정영호 지음 / 4×6배판 변형 / 216쪽 / 12,000원

골프 100타 깨기
김준모 지음 / 4×6배판 변형 / 136쪽 / 10,000원

골프 90타 깨기
김광섭 지음 / 4×6배판 변형 / 148쪽 / 11,000원

KLPGA 최여진 프로의 센스 골프
최여진 지음 / 4×6배판 변형(올컬러) / 192쪽 / 13,900원

KTPGA 김준모 프로의 파워 골프
김준모 지음 / 4×6배판 변형(올컬러) / 192쪽 / 13,900원

골프 80타 깨기
오태훈 지음 / 4×6배판 변형 / 132쪽 / 10,000원

신나는 골프 세상
유웅열 지음 / 4×6배판 변형(올컬러) / 232쪽 / 16,000원

이신 프로의 더 퍼펙트
이신 지음 / 국배판 변형 / 336쪽 / 28,000원

주니어출신 박영진 프로의 주니어골프
박영진 지음 / 4×6배판 변형(올컬러) / 164쪽 / 11,000원

골프손자병법
유웅열 지음 / 4×6배판 변형(올컬러) / 212쪽 / 16,000원

박영진 프로의 주말 골퍼 100타 깨기
박영진 지음 / 4×6배판 변형(올컬러) / 160쪽 / 12,000원

10타 줄여주는 클럽 피팅
현세용·서주석 공저 / 4×6배판 변형 / 184쪽 / 15,000원

단기간에 싱글이 될 수 있는 원포인트 레슨
권용진·김준모 지음 / 4×6배판 변형(올컬러) / 152쪽 / 12,500원

이신 프로의 더 퍼펙트 쇼트 게임
이신 지음 / 국배판 변형(올컬러) / 248쪽 / 20,000원

인체에 가장 잘 맞는 스킨 골프
박길석 지음 / 국배판 변형 양장본(올컬러) / 312쪽 / 43,000원

국민 건강주치의
이승남 원장이 제안하는

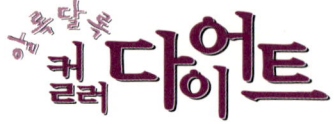

2006년 4월 15일 제1판 1쇄 발행
2009년 7월 20일 제1판 4쇄 발행

지은이/이승남
펴낸이/강선희
펴낸곳/가림출판사

등록/1992. 10. 6. 제4-191호
주소/서울시 광진구 구의동 57-71 부원빌딩 4층
대표전화/458-6451   팩스/458-6450
홈페이지 http://www.galim.co.kr
e-mail galim@galim.co.kr

값 10,000원

ⓒ 이승남, 2006

저자와의 협의하에 인지를 생략합니다.

불법복사는 지적재산을 훔치는 범죄행위입니다.
저작권법 제97조의 5(권리의 침해죄)에 따라 위반자는 5년 이하의 징역
또는 5천만 원 이하의 벌금에 처하거나 이를 병과할 수 있습니다.

ISBN 978-89-7895-233-0 13510

가림출판사 · 가림M&B · 가림Let's의 홈페이지(http://www.galim.co.kr)에 들어오시면 가림출판사 · 가림M&B · 가림Let's의 신간도서 및 출간 예정 도서를 포함한 모든 책들을 만나실 수 있습니다.
온라인 서점을 통하여 직접 도서 구입도 하실 수 있으며 가림 홈페이지 내에서 전국 대형 서점들의 사이트에 링크하시어 종합 신간 안내 및 각종 도서 정보, 책과 관련된 문화 정보를 받아보실 수 있습니다.
또한 홈페이지 방문시 회원으로 가입하시면 신간 안내 자료를 보내드립니다.

Color Diet

1단계 (시작~3주) _ 변비와 독소를 제거하는
퍼플 다이어트

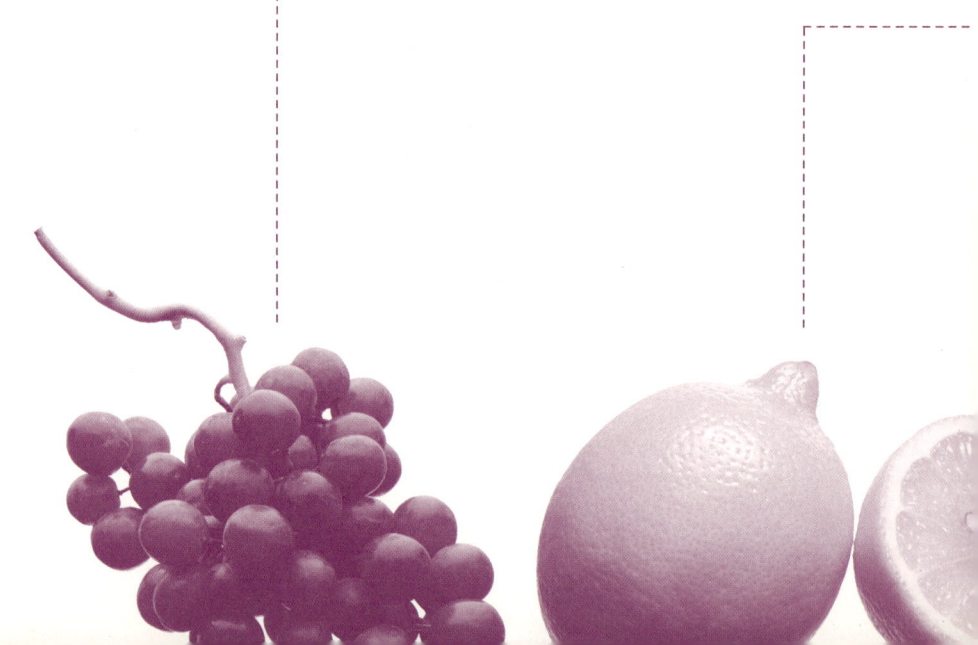

------- 2단계 (4주~6주) _ **지방분해를 강화하는**
              옐로 다이어트

                          ------ 3단계 (7주~9주) _ **비타민과 미네랄을 보강하는**
                                                  레드 다이어트

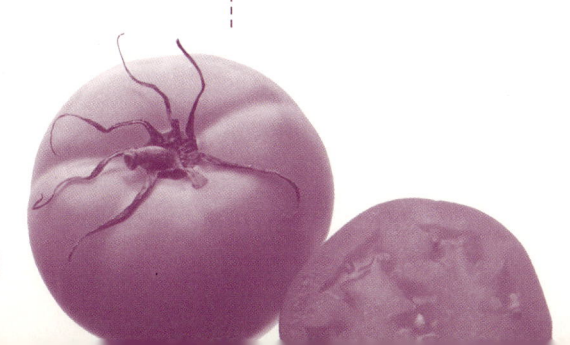

Color Diet